視覚とマンガ表現

科学とマンガのナベ《鍋？》ゲーション

牧野 圭一・上島 豊 共著

臨川書店

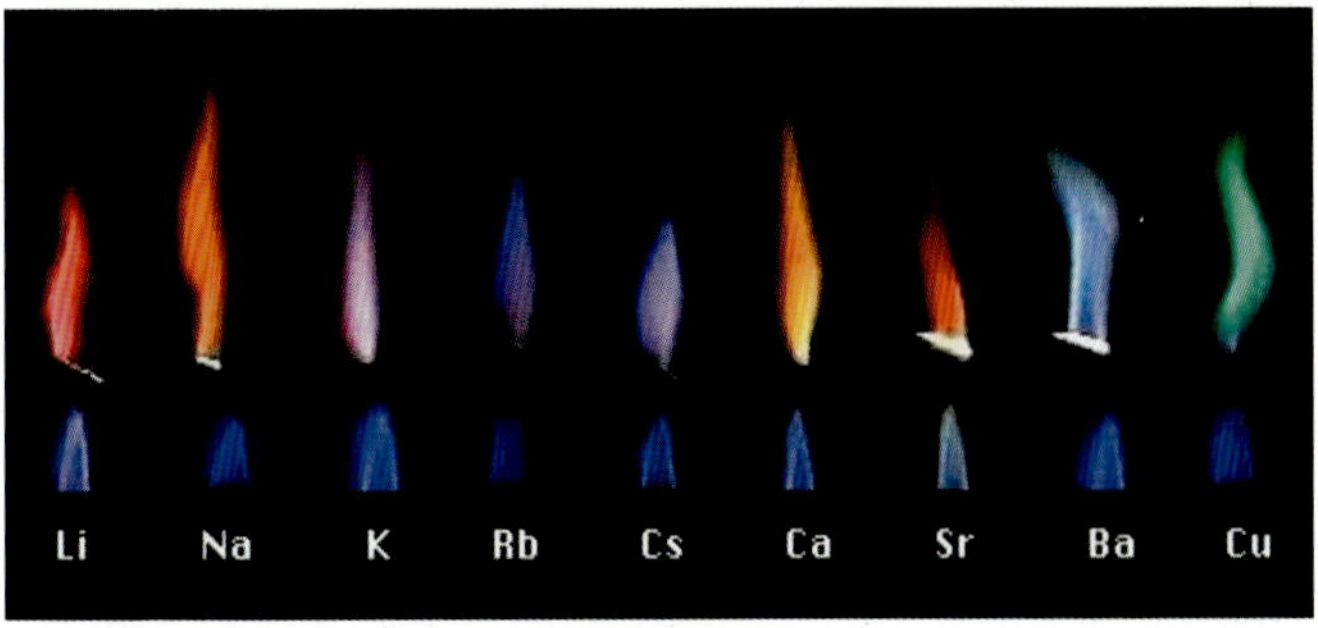

炎色反応（炎の中には、多くの電子が飛び交っており、その電子が 炎色反応物質の原子を叩くことで、その原子特有の色が発生する。P23 参照。）

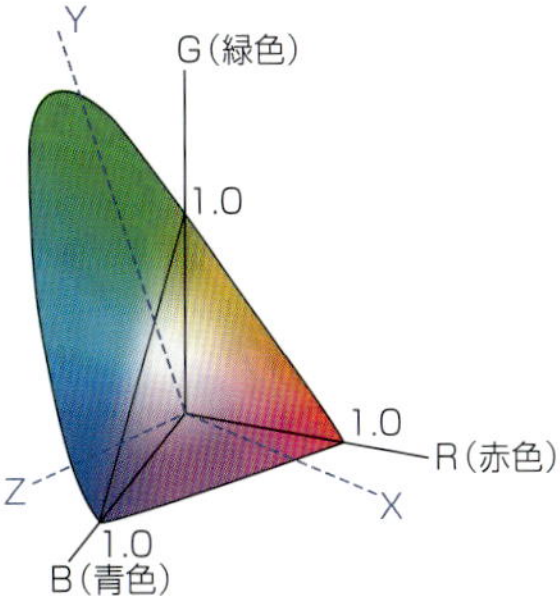

RGB 表色系（ほとんどの色は単一波長の光だけでは表現できない。赤·緑·青の三種類の光の合成では、青～緑の色表現が制限されてしまう。P78 参照。）

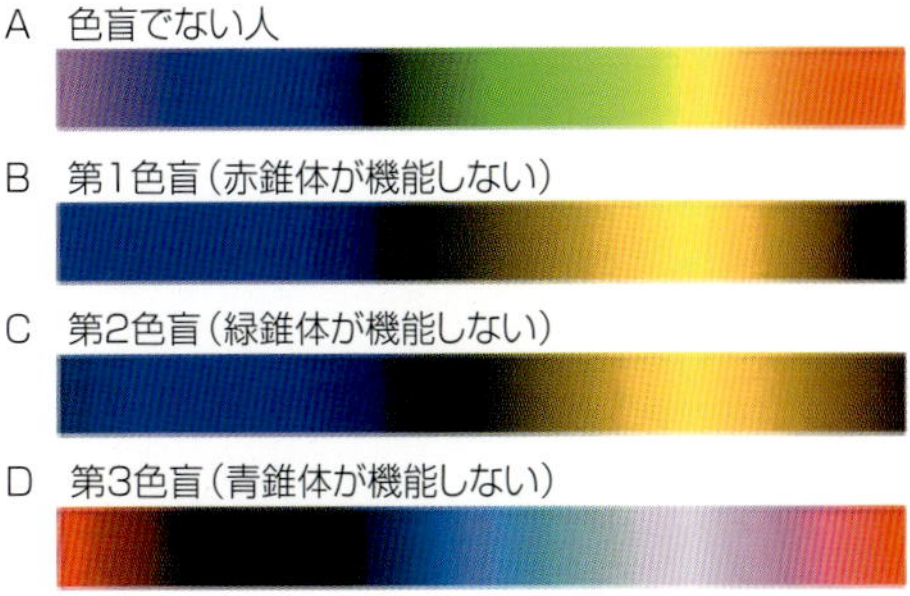

強度の色覚異常の色の見え方（B・C では赤～緑と青～紫の領域が、D では黄～青の領域が、それぞれ弁別しにくい。P116 参照。）

はじめに

上島… 牧野先生と最初にお会いしたのは、今から五年位前で、私がいわゆる公的研究所の研究者をしていたころです。

私の専門は、物理シミュレーションというものでした。実際の実験をしないで、コンピュータを使って仮想的な実験を行い、その結果（データ）をグラフにしたり、映像にしたりして、自然の本質を見極めるという研究です。

研究の中でデータをグラフや映像にすることは、「可視化」と呼ばれています。数字の羅列を見ても「何が本質か」なんてわかりませんので、本質を目に見えるように「視ることを可能に」＝「可視化」するのです。たとえば、部屋の様々な場所の温度を測り、暖かいところを赤に、冷たいところを青に色付けして、部屋の温度のバラつきや雰囲気を目に見える形にして理解しようとすることが「可視化」です。

コンピュータシミュレーションの結果をもとに当てずっぽうで「可視化」をして、それで物事の本質が見えるのかというと、そうではないのです。「可視化」といっても、色々な方法があり、色使いひとつを変えても、見えてくるもの、つまり理解できることが大きく異なるのです。

　少し話を戻しまして、私と牧野先生の馴れ初めについてお話します。

　今から五年位前になりますが、子どもたちの「理数科離れ」をどう考えるかというテーマに関して、当時、文部科学省に在籍していらっしゃった寺脇研氏を囲んでの勉強会が京都でありました。私も「理数科離れ」について、興味もあったので、個人的に参加していました。そこで、自己紹介の時間に牧野先生が、「私はマンガ家で、俗に言うと、物事の本質を描くのが仕事です」とおっしゃったのです。

　私は、頭の固い理数系の研究者（?）なので、そのときは、その言葉の意味が解らなかったのですけれども、「物事の本質を描くのが仕事」というフレーズが鮮烈に印象に残りました。科学とマンガとは、とても遠い分野に見えるけれども、「本質」を掴むという点に、非常に近いものを感じたのです。

　それから牧野先生とは、色々とお話をするようになり、ついには、理数系の研究者とマンガ家の共同研究というものにまで発展しました。牧野先生との出会いで「科学研究に、マンガの思考方法・発想方法を取り入れたら、もっと物事の本質に近づけるのではないか?」という新しい想いが生まれたのです。


牧野…　そうでした、思い出しました（笑）。出会ったのは、全く異質な研究者というか、異質な分野で活動している人が集まって、それぞれの活動報告をしている場だったのです。大勢の熱心な人々の集まりですから、非常に短い時間で自己紹介をしないといけないわけです。そうすると、「ものの本質を描こうとしています」とか、そういう短いキャッチフレーズになるのですね。

私はマンガの一表現者です。学生時代から科学とか、理論系に対するコンプレックスが常にあります。そういう人との接点を持ちたいと思っても、多くの場合、仲間に入っていけないのですね。会話そのものが難しすぎて。相手も、人によってはガードする意味でわざわざ難しいことを言ったりしますから。

上島さんは、科学研究者としては珍しいほどに易しく説明してくださる方です。マンガ家の中では理屈っぽい牧野と、理論系の科学者としてはやわらかい上島さんとの接点が、あの勉強会にあったわけです。

上島……「科学者は、研究をしている自分自身は楽しいのですが、他の人にその楽しみを伝えるのがうまくない。これをどうにかしたい」ということも私には、大きな課題でした。私は、科学研究者として、「どうしたら、よりたくさんの人に科学の楽しさを伝えられるのか？」という想いが強かったので、マンガ家・牧野先生との出会いは、その意味でも好機でした。

勉強会で、寺脇氏が「実は小学生のときは、みんな理科が好きなんです。中学、高校、大学と上がるにつれて、みんな嫌いになってしまう」ということをお話しされていました。私は、昔からマンガが好きでした。そして、科学も想像の世界をいくらでも膨らませることができるという点で、マンガと似たような面白さを感じていました。つまり、科学もマンガも面白さのポイントは同じなので、科学が面白くないわけが無いと思っていたわけです。そのあたりを、どうやって子どもたちに伝えられるか？ 物事の本質を見つけることの、面白さをどうやって伝えたらいいのか？ と…。

この勉強会で、そんなことを牧野先生と話をしているうちに具体的に何か一緒にできることは無いか？ と思うようになっていったのです。ちょうどそのとき、文部科学省で「理数系離れを抑止する、最先端の研究成果を一般の人に分かりやすく伝えるにはどうすればよいのか？」ということを調査する研究プロジェクトがあり、「これはしめた」と、すぐに牧野先生へお声をかけました。

実際にその調査を共同でするようになったあたりから、「マンガと科学の世界というものが、考え方だけではなく、利用する手法などでも、思っていた以上に似たようなところがある。しかし、世の中でこのようなことに気づいている人は少ないよね」という話に二人でなったわけです。

科学とマンガというのは、遠いように見えるけれども、実際は一八〇度回った紙の表と裏に位置するのではないかと。これをぜひ伝えたいね、という話をしたのです。

牧野…　当然ですが、近いと思われているもの同士の小さな違いを指摘する場合は、みなさん気付きやすく、理解しやすいのですけれども、あまりに極端に離れていると見えるもの同士は、繋げることは不可能と、最初からあきらめてしまっているのです。この本の中では、科学とマンガは離れているようで、本当は近いのだということを、繰り返し確認することになりました。

「人間はどのように物事を捉えているのか？」「リアルな表現とはどのようなものなのか？」——視覚の不思議な世界を、どうぞお楽しみください。

（二〇〇七年四月二十六日　於・京都国際マンガミュージアム）

目次

一　人間の目には、
モノがどのように見えているのか

上島　豊

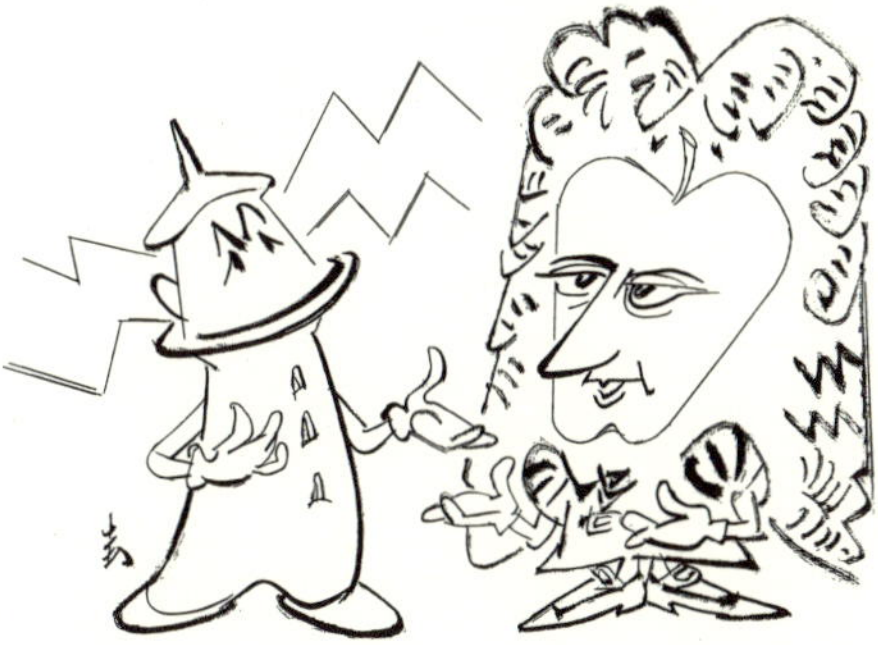

本章が、この本「マンガと科学のナベ〈鍋?〉ゲーション」の最初の章にあたるわけですが、まだ、鍋には、具が入っていませんので、まずは、具を探すところから始めたいと思います。

皆さんは、お鍋の具には、何を入れますか?

「白ネギ、水菜、人参、大根、ちくわぶ、つみれ、煮卵、シラタキ……」

想像するだけで、楽しくなってしまいますね。

「色々な具が混じり合い絶妙な味が生み出される」それが、鍋の醍醐味では無いでしょうか?

そうそう、この本は、お料理の評論本でも、レシピ本でもなかったですね。マンガと科学の本でした。

さて、最初の章では、「科学」という目で「鍋」を見ていきます。

「鍋を食さないで、見る、それも〝科学の目〟で! なんて、切なく虚しいことでしょう。」

慌てないでください。ここでは、人の目に映る世の中のすべてを「鍋」の具に使います。

「色々な色が混じり合い絶妙な世界が生み出される」それが本書の醍醐味といった感じでしょうか?

〝科学の目〟だけでなく〝マンガの目〟にも参加してもらい、普段の何気ない世界を覗いてみましょう。

本当の「鍋」を食し、「腹」を満たすのに負けないぐらい「心」が満たされること請け合いです。

と、もったいつけても仕方ないので、少し、フライングをして、「鍋」の具をお見せしましょう。

・空の色は、何色?

・人間は、どのようにして色を見ているのか

・立体は、なぜ、立体に見えるかの?

・この緑は、緑ですか? 赤ですか?

そんな世界へ科学とマンガがナビゲーションしていきます。では、ページをおめくりください。

1. 光と色の不思議な関係

色ってなんだろう?

「色ってなんだろう」と聞かれたら、皆さんは、どう答えますか?

あまりに身近な質問をされると少し戸惑ってしまいますね。ここだけの内緒の話ですが、そんな戸惑ってしまった時に、簡単にできる良い思考方法があるのです。それは、思い浮かぶものを次々、紙やパソコンに書き入れていくという方法です。この本では、あまりに身近であまりに当たり前の質問がたくさん出てきます。そのときは、是非、この方法を試してください。

さて、話を戻しますが、今の質問は、「色ってなんだろう」でしたね。それでは、早速、色について思い浮かぶものを次々、紙やパソコンに書き入れていきましょう。

赤、緑、青、黄、紫、白、黒、信号、テレビ、パソコンの画面、携帯の液晶、絵の具、ネオンライト、りんご、みかん、花、空、星、太陽、月、性格、性質…。

どうですか? 色々出てきましたね。そうそう「色々」も色で思い浮かぶ言葉ですね。

「『色ってなんだろう』の答えは、右に書いたものです」というのが、ある意味でもう答えになっています。そんな答えでは、何かもどかしいと感じる人も多いと思います(実は、私もそうなのですが…）。それでは、もっとはっきりさせるために言葉を分類してみましょう。

色の種類　　　…赤、緑、青、黄、紫、白、黒

色の付いている物…信号、テレビ、パソコンの画面、携帯の液晶、絵の具、ネオンライト、りんご、みかん、花、空、星、太陽、月

色のイメージ　…性格、性質

もう少し、分類を細かくしてみましょう。

色の種類？　…白、黒

色の種類　　…赤、緑、青、黄、紫

色を発している物…信号、テレビ、パソコンの画面、携帯の液晶、ネオンライト、星、太陽、月

色の付いている物…絵の具、りんご、みかん、花、空

色のイメージ　…性格、性質

どうですか？「戸惑い」は、なくなりましたか？　確かに書き出して分類しただけで何も解決していないじゃないか、と思われるかもしれません。しかし、書き出したり、分類したりしているときに「戸惑いながら」というよりも、意識を集中して書き出し、分類をしていたはずです。そう、書き出したり、分類したりすることは、結構頭を使うので、その他の「モヤモヤ」を一瞬だけでも

吹き飛ばしてくれる力があるのです。人生には、色々「戸惑う」シーンがあると思います。そのときにも、この方法を試してみると、最初の疑問が何だったか忘れたりして、結構気が楽になるかもしれませんよ。

さて、話が脱線してしまいましたが、「書き出したり、分類したりすること」は、気を楽にして最初の疑問がなんだったか忘れさせるためにするのではもちろんありません。いろいろな種類の問題が絡み合っている疑問は、どうしても答えにくいのです。人生相談なんかもそうですね。

「書き出したり、分類したりすること」で、色には、いろんな側面があることがわかったと思います。だから、「色ってなんだろう」の質問に答えることが難しかったのです。これだけ分解できれば、最初よりずいぶん考えやすくなっているはずです。それでは、順番に「色」とは何なのか、ゆっくりと考えていきたいと思います。

さて、最初は、「色の種類？…白、黒」について考えてみましょう。クエスチョンマークがある通り、「白、黒」は、色ではないと考えて、そもそも、紙に書き出さなかった人も多いかもしれません。「白、黒」は、色というより明暗ですね。しかし、この「明暗」と「色」は、実は深いつながりがあるのです。

まず、本当の黒とは、どういうものか考えてみてください。絵の具の黒も見る角度により光の照りが出たり、少し青っぽく見えたりして、真っ黒とはいえませんね。真っ黒とはどのような状態かというと、洞窟の中だとか月の出ていない曇りの夜のような状態になります。

実は、白は、光が満ち溢れていることで、黒は、光が全くないことと同じなのです。「白、黒」は、「色」というよりも光があるかないかなのです。

それでは、真っ暗な赤、真っ暗な青というものを想像できるでしょうか？　少し言い換えると、真っ暗闇の中で赤や青の色紙の色を見分けることはできるでしょうか？　明るい太陽の下で赤や青の色紙の色は、見分けられますね。しかし、真っ暗闇（＝光のないところ）では、色そのものが全く見えなくなるのです。黒は、すべての色を飲み込んでしまう色の墓場で、白は、どんな色でも生み出す色の卵といったところですね！

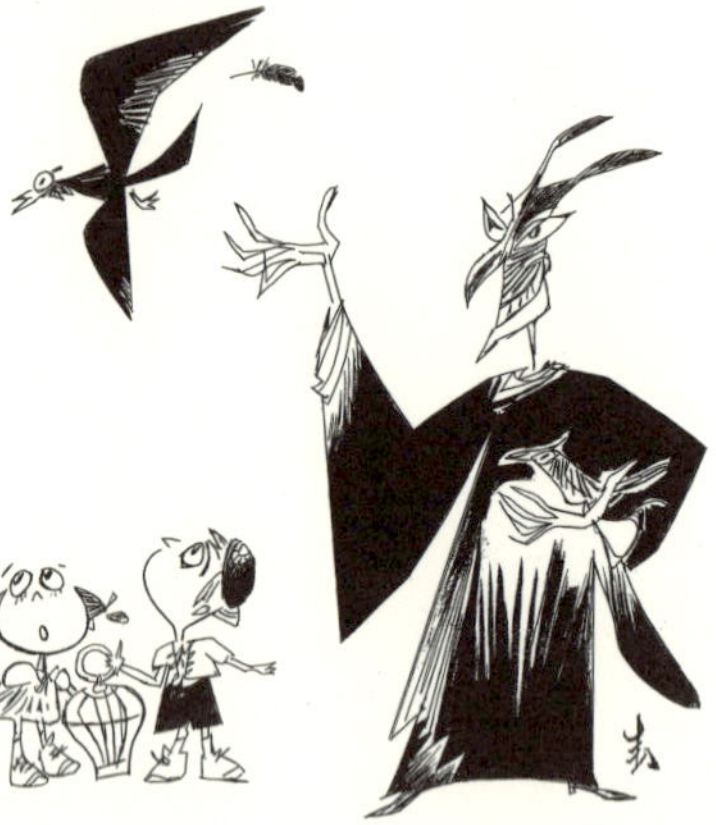

図１　真っ暗な青い鳥

光の作り方①体力勝負編

「白は、光が満ち溢れていることで、黒は、光が全くないこと。そして、光と色は深い関係である」ことを前節でお話ししました。それでは、「光」って何なのでしょう？　今回は、もったいぶらずに先に答えを公表してしまいます。

「光は、電気と磁気が絡み合って飛んでいく波」です。

なんだか、余計にわかりにくくなりました？　それなら、もう少し違う説明の方法を考えてみます。まず、「電気」「磁気」は、皆さん知っていますよね。たとえば静電気は、冬にセーターを脱いだり、金属のドアノブを触ったりするときにいつも痛い目を見ていますよね。電気には、プラスとマイナスがあり、離れていても、同じ種類の電気は反発し合い、異なる種類同士は引き合う性質を持っています。頭に下敷きをこすり付けて摩擦すると、髪の毛が下敷きに吸い寄せられますね。それは、あなたの髪の毛と下敷きに、それぞれ異なる種類同士の電気が表面に集まり、引っ張られるからなのです。

磁気も電気と同じように、S極とN極とがあります。同じ種類の磁気は反発し合い、異なる種類同士は引き合う性質を持っています。小学生のときに磁石を使って、くっつけたり、弾き飛ばしたりして遊んだと思いますので、説明はいりませんね。

「その話と光はどう関係があるんだ！」という声が聞こえてきそうですね。ここまで説明をすると、話は簡単なのです。実は、皆さんは、懐中電灯や火打石なしでも、光を自分で作り出せるのです。「光は、電気と磁気が絡み合って飛んでいく波です」と、先ほどお話ししました。何をどう絡めていくのか、電気や磁気に糸を通して編みこめというのか？　と言われそうですが、実は「電気と磁気を絡み合わせる」ことは簡単なのです。

頭にこすり付けた下敷きや磁石を持って、その手を振ってください。そうすれば、魔法のように「電気と磁気が絡み合わさり」、光が生み出され、飛んでいくのです。そう、実は、人間は皆、魔法使いだったのです。

「嘘」をついてしまいました。ごめんなさい。頭にこすり付けた下敷きか磁石をサルが持って振っても、犬でも、何なら扇風機の羽でもなにからでも、光が生み出され飛んでいきます。

実は、魔法使いは、「自然」そのものの方なのです。まあ、人間も犬も扇風機もみんな自然のものからできているので、そういう意味では、人間も魔法使いといっていいかもしれませんが…。つまり、電気、もしくは磁気を持っているものを振ると、「光」が生み出され、飛んでいくのです。

なんとなくこの本の紙越しに、まだ、「信用していないぞ」という気配を感じます。皆さん疑り深いですね。

それでは、皆さん、頭にこすり付けた下敷きか、磁石を準備してください。そして、部屋の明かりを消して（そうそう、言い忘れました。この本は夜、寝る前に読んでください。昼間だと明るくて光が生まれても見えませんので。それから、この文章にくるころに眠くなったら、後は、夢の世界で本当の魔法使いになってしまえば何でもできますからね！）、できるだけ速く下敷き（または磁石）を振ってください。

どうでした？ 全く光らない？ そんなことはないはずです。ちょっと振る速さが遅いのかもしれません。もう一度、できるだけ速く振って！

やはり、光は出ませんでしたか？ 私は本の中なので、皆さんがどれだけ本気で速く振ってくれたのかわからないので、何とも言えませんが、きっと皆さんの努力不足の問題だと思います。「自然」は、魔法使いだといいましたが、呪文でも何でも、努力と心を込めないとだめなのです。ちなみに、私は光が出ましたよ。赤い光でした。ちょうど一秒間に四百兆回ほど振ったぐらいですかね。

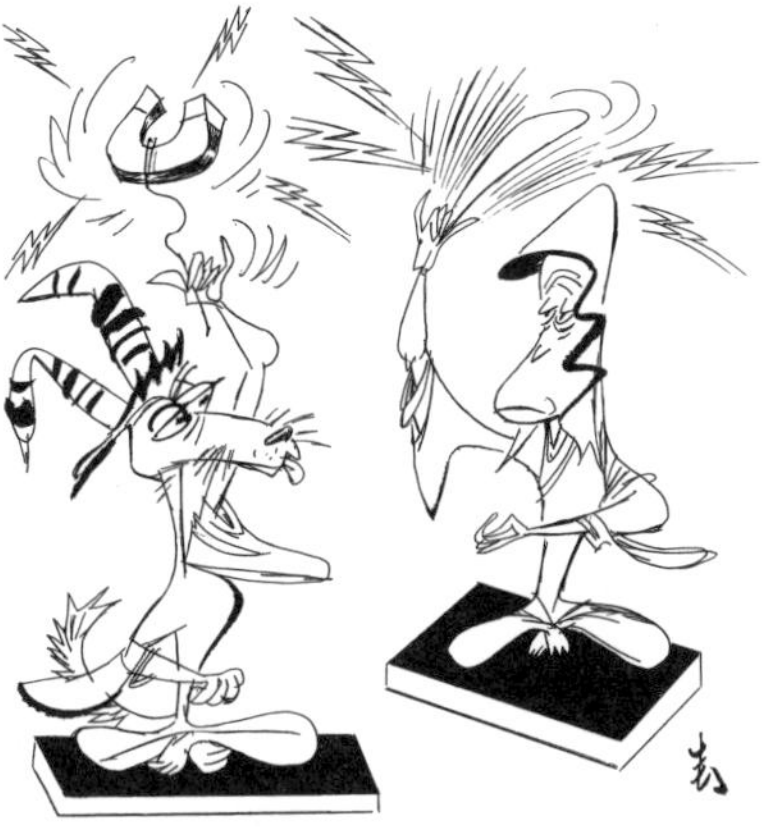

図2 魔法「発光」の修行

えっ？ 皆さん、一秒間に四、五回しか振っていないのですか？ それなら、赤い光は出ませんね。けど、一秒間に四、五回の波の光が生まれて、飛んでいったはずですよ。その光の色は、何色かって？ 色が見えるわけ無いですよ。人間の目で見ることができる光って、一秒間に四百兆〜八百兆回の振動をした光だけなのですから…。

光の作り方②知能勝負編

ここで、もうひとつの「光」の作り方についてお

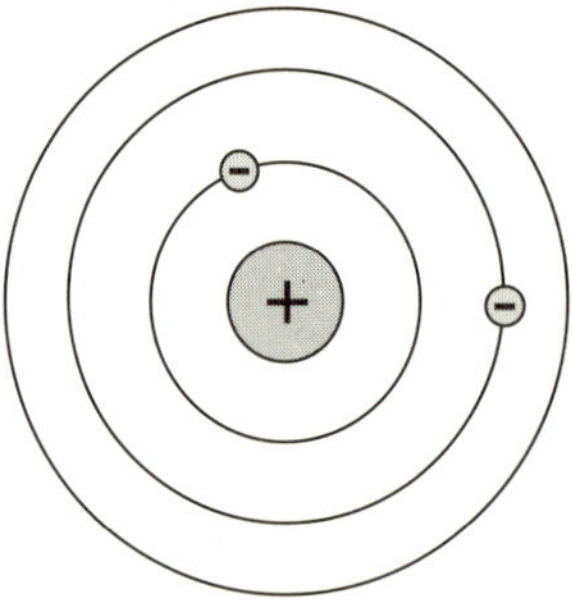

図3 原子の構造

教えしましょう。「ひとつ覚えたからもういいよ！」という声が聞こえてきそうですが…実は、皆さんの身の回りの「光」（＝太陽やTVや蛍光灯や懐中電灯）は、一秒間に数百兆回も電気や磁石を振り回して作られたものではないのです。それら身の回りの「光」は、これから説明するもう一つの「光」を生み出す方法で作られたものなのです。

夜の街のネオンライトやトンネルの黄色いナトリウムライトは、皆さん知っていると思いますが、原子の名前が入っていることを不思議に思った人はいませんか？ 実は、これらのライトは、磁石や電気を振動させて生み出したのではなく、原子の内部から光を発生させているのです。原子の内部から…。

原子とは、この世のすべてのものを細かく砕いていったときにこれ以上分割できなくなる最小の単位です。原子を模式的にあらわすと図3のような感じです。真ん中に一つの強いプラスの電気（電荷）があり、その周りにいくつかのマイナスの電気（電荷）があります。プラスの部分を原子核と呼び、マイナスのひとつずつを電子と呼びます。

原子の大きさは、概ね一億分の一センチメートル（cm）で、原子核は、その一万分の一、つまり、一兆分の一センチメートルという、とても小さいものです。もし、原子が砂浜の砂（粒の大きさ一ミリメートル（㎜）程度）ぐらいの大きさと仮定すると、人の身長は、千数百キロメートル（㎞）、つまり、本州と同じくらいの大きさになってしまいます。また、その場合、原子核はインフルエンザなどのウイルス程度の大きさになります。

粘土は、二〇〇分の一ミリメートル程度の砂粒の塊なのですが、粒とは思えない感触と連続感がありますよね。原子にツブツブ感がないのは、この極端な小ささが原因なのです。学校で原子なんてものを最初に教えてもらったときは、粘土や水のように、べったりして連続感のあるものが粒からできているなんて信じられなかったと思いますが、砂も粘土も同じ小さな石の粒だということを思い出せば、なんとなく納得できるかもしれません。

さて、また、大きく脱線したので、元の話題に戻ります。え〜、元の話題は、「ネオンライトやナトリウムライトは、原子の内部から光を発生させている」でしたね。まず、これらライトの構造を説明します。ライトは、両端に電極があるだけの簡単な構造です。両端の電極の間は円筒になっていて、その中はほとんど真空です。だから、真空管と呼ばれています（図４）。後でまた話をしますが、実は、蛍光灯も同じような構造で、全体が真空管といってもいいような構造なのです。

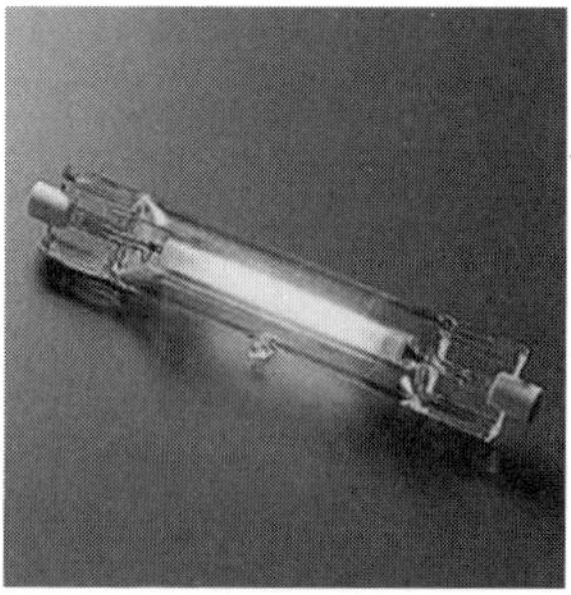

図４ 真空管
（提供：マックスレイ株式会社）

真空管の中が本当に完全な真空だったら、実は、全く明るくならないのです。それに、皆さんもご存知のとおり、東京電力や関西電力などの電力会社が作っている電気は、交流で五〇～六〇ヘルツ（Hz）なので、最初にお伝えした「光」の作り方では、一秒間に五〇～六〇回、磁石を振ったのと同じ光しか出ません。もちろん、そんな「光」が見えないことは、すでに皆さんにお話したとおりです。ネオンライトやナトリウムライトは、目に見える光を出すために、真空管の中にネオンやナトリウムといった原子を少量入れているのです。それで、ライトの名前に原子の名前が付いているのです。

しかし、こんな説明では、原子がどのように光を生み出しているのか、なぜネオンライトは紫色で、ナトリウムライトは黄色なのか、全くわかりませんね。では、もう少し詳しく解説をしましょう。原子というのは、電子が円形の殻状に並んで回っているような構造をしていると話をしましたね。ネオンライトやナトリウムライトでは、その両端の電極に電圧をかけることで電子を飛び出させ、真空管内に漂っているネオンやナトリウム原子と電子を衝突させているのです。

ネオンやナトリウム原子と電子を衝突させるといっても、実際には、ネオンやナトリウム原子内の電子と電極から飛び出した電子の衝突です。そして、電子同士が衝突したときに、原子内の電子が弾き飛ばされることがあります。原子の周りを回っている電子は、内側ほど強く原子核に引っ張られていて、外側は、比較的弱く引っ張られています。したがって、衝突のときには主に一番外側

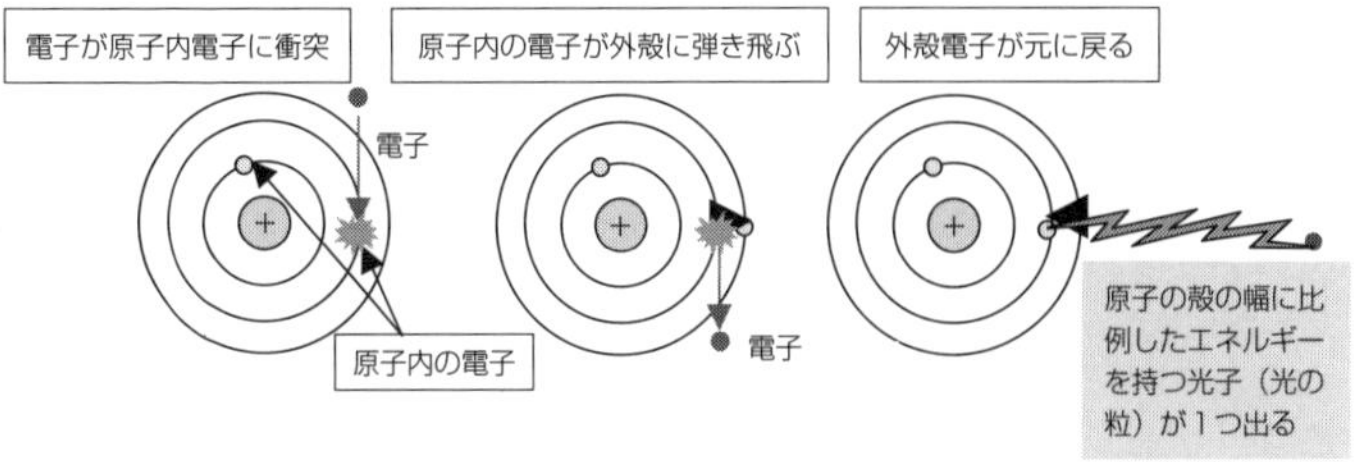

図５ 原子と電子の衝突

の電子が弾き飛ばされやすいのです。

弾き飛ばされた電子は、無限のかなたに飛んでいくかというと、そんなことはめったにありません。原子の中心にある原子核のプラス電荷に引っ張り戻されるので、ほとんどが、すぐ外側の殻に収まってしまいます。空に向かってボールを投げても宇宙にまで届かないのと同じような感じです。ただ、空気には、原子のような殻はありませんので、天に投げたボールはすぐ自分の手元に戻ってきますが…。

外側の殻に収まった電子は、原子核のプラス電荷に引っ張られ続け、そのあとしばらく時間が経ってから元の位置の殻に戻ります。そのとき、原子の殻の幅に比例した振動数の光を出すのです。殻の幅を、電子をつなぎとめているバネの幅（太さ）と捉えてみれば、幅が大きくなればなるほどバネが強く、振動数が高い（高校の物理で、バネの強さはバネの太さの二乗になること、バネの振動数はバネの強さの二乗根に比例すること、つまり、バネの振動数はバネの太さに比例することを習います）ことが理解しやすいかもしれません。結局、電極の電子と原子内の電子の衝突におけるエネルギーを、いったん殻に蓄え、光のエネルギーへ変えて、原子の外に放出していることになるのです。

「光」は、その振動数によって色が異なります。今までにも話をしたように、光のほとんどの振動数では、色はおろか明るささえ無いのですが、ネオン原子を電子で叩くと紫色の振動数に対応した「光」が、ナトリウム原子を電子で叩くと黄色の振動数に対応した「光」が、それぞれ出てくるのです。

もうひとつの「光」の作り方は、理解できましたか？ 電子で原子を叩いてやればいいのです。もちろん、電子以外で原子を叩いてやってもいいのです。しかし、よく考えてみてください。世の中の物質は、すべて原子からできています。そして、先ほどお話したように、原子は、電子の殻を被っています。だから、電子以外のもので原子を叩くことは、結構、難しいのです。

「電子以外で原子を叩くことは、結構、難しい」と言いましたが、電子以外でも原子を叩く身近な方法が一つありました。それは、「光」を原子に当てることです。蛍光塗料や夜光塗料などは、その性質を利用して光っているのです。

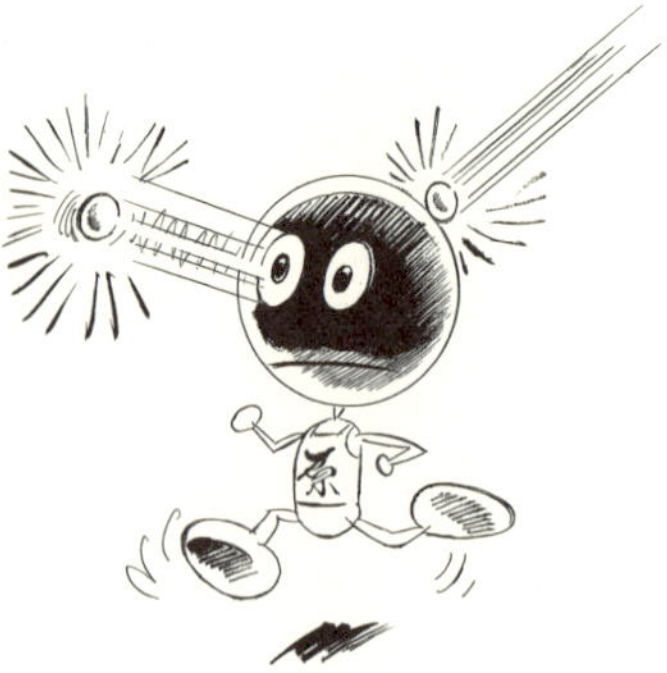

図6 原子を叩くと光が出る

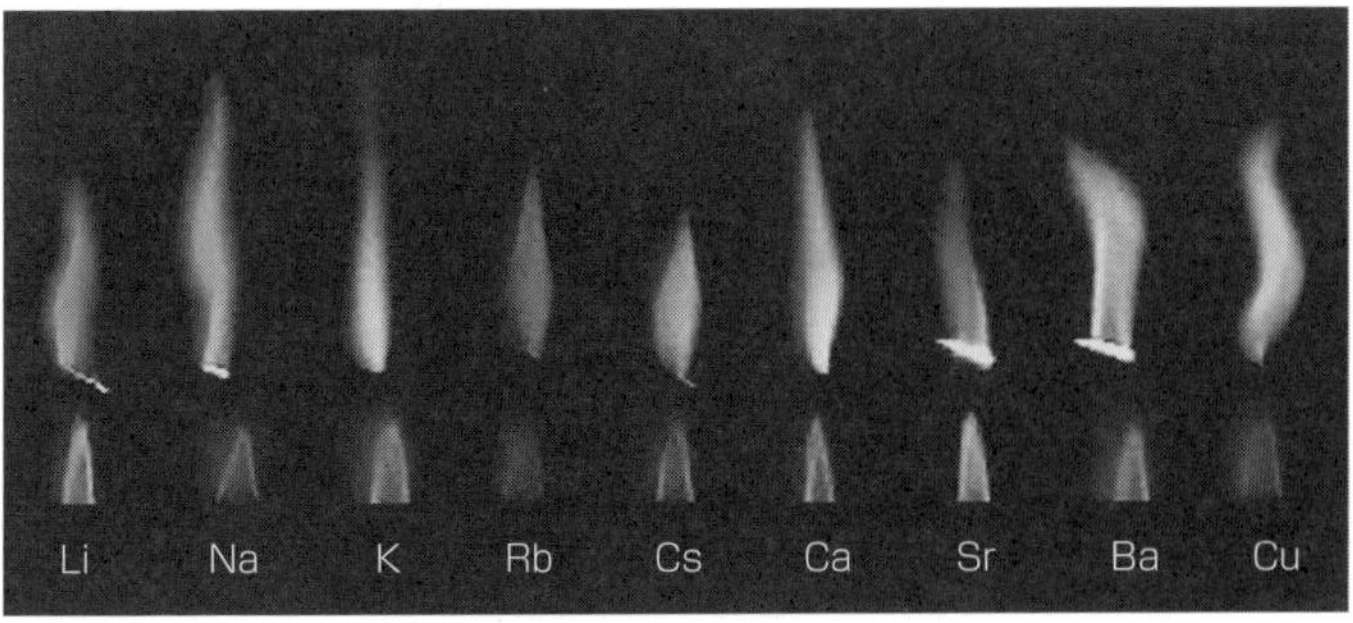

図7　炎色反応（提供：中條敏明氏）

参考のため、ネオンライトやナトリウムライト以外で、原子から発生した光を見ることができるものをいくつかあげておきます。

・炎色反応実験

炎の中には、多くの電子が飛び交っており、その電子が炎色反応物質の原子を叩くことで、その原子特有の光が出ます。

リチウム（Li）＝赤、ナトリウム（Na）＝黄、カリウム（K）＝赤紫、ルビジウム（Rb）＝淡青色、セシウム（Cs）＝青、カルシウム（Ca）＝橙赤、ストロンチウム（Sr）＝紅、バリウム（Ba）＝黄緑、銅（Cu）＝青緑。

・花火

炎色反応の実験と同じ原理で、とりどりの発色をします。よく使われている薬品は、以下のものです。

紅色＝炭酸ストロンチウム、緑色＝硝酸バリウム、黄色＝シュウ酸ソーダ、炭酸カルシウム、青色＝花緑青、酸化銅、銀（白）色＝アルミニウム、金（錦）色＝チタン合金。

・ブラウン管式のTV

画面の背面に電子銃（電子を打ち出すための機器）があり、画面の裏面に蛍光物質が塗布されています。ちなみに、電子銃では一点しか光らせることしかできませんが、銃を横方向に走査し、その走査を縦方向に何段も重ねることで、画面全体を光らせています（103頁、図50・51参照）。

・蛍光灯

水銀といくつかの種類の蛍光物質が真空管内に入れられており、ナトリウムライトと同様、電極から電子を飛ばして発光させています。電極の電子は、まず、水銀にぶつかり、水銀は、紫外線（目に見えない＝明るさはゼロ）を発生し、その紫外線が蛍光物質にぶつかり、光を発生させています。

光の種類とそれぞれの特徴

いままで、「光」の生み出し方を二種類説明してきましたが、もちろん、その方法によって光の出来ばえが異なるわけではありません。光の種類は、生み出され方ではなく、振動数によって分けられるのです。振動数だけで種類分けなんて、少し大げさに聞こえるかもしれませんが、光は、振動数の違いによって全く違う顔を見せるのです。

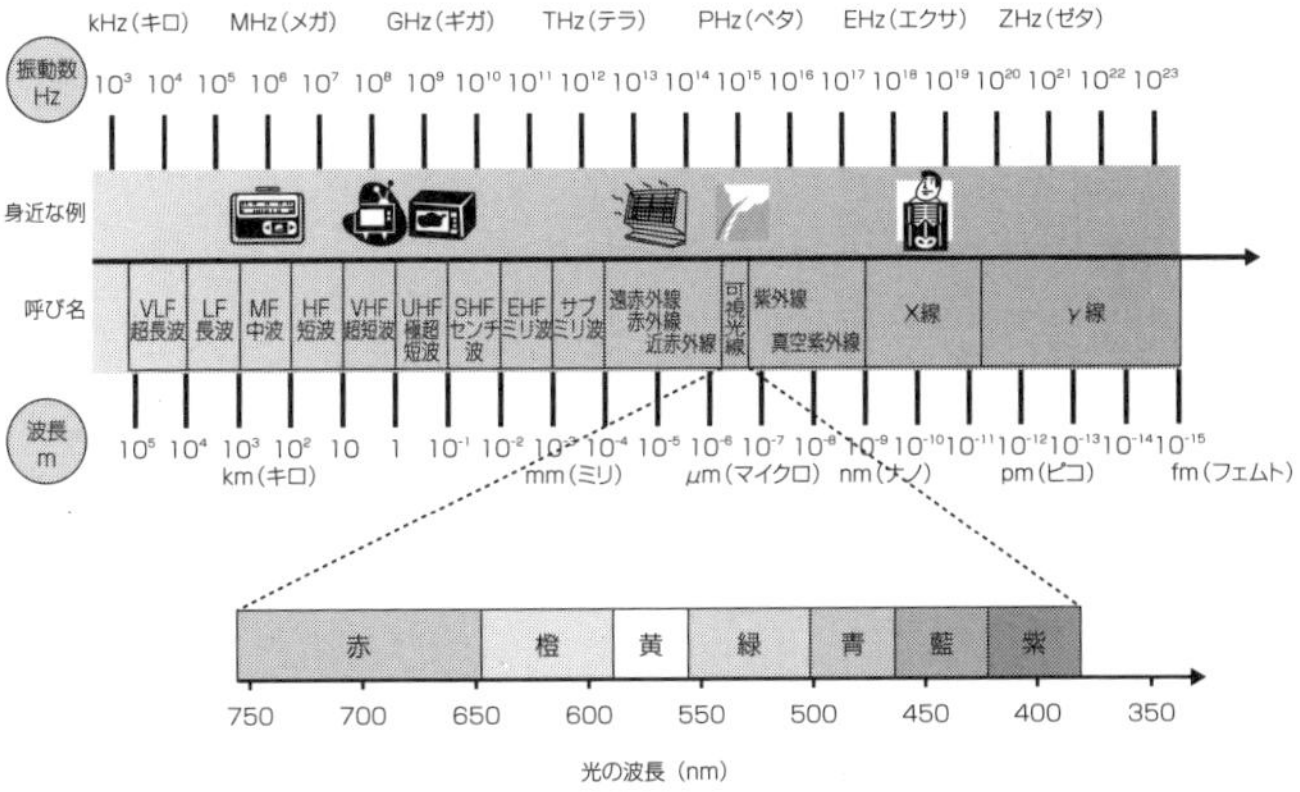

図8　光の波長と振動数

光の種類といいましたが、実際に振動数によって光は呼び方も変わるのです。また、「光」は、物質とは異なり、飛んでいく速さが一定（真空中で秒速二九万九七九二キロメートル）という特徴があります。だから、光を通常よりゆっくり飛ばしたり、速く飛ばしたりすることは、できないのです。また、この「光の速さが一定である」という特徴から、もう少し面白い特徴が生まれます。それは、「光」の振動数が決まることによって、波長（光の波の幅）もおのずと決まってくる、ということです。振動数と波長をかけたものが、光の速度（秒速二九万九七九二キロメートル＝秒速二億九九七九万メートル）になるのです。上の図で振動数と波長を掛け合わせると、いつも一〇の八乗（＝一億）より少し大きいくらいになることで、確かめてみてください。

図を見ると、目に見える光（可視光）というのは、拡大して描かれており、全体のほんの少しの部分であることがわかりますね。可視光の部分は、振動数が四〇〇兆～八〇〇兆ヘルツで、波長が〇・八～〇・四マイクロメートル（㎛）です。振動数と波長が、四〇〇兆ヘルツ＝〇・八マイクロメートルあたりが赤色で、六〇〇兆ヘルツ＝〇・五マイクロメートルあたりが緑色、八〇〇兆ヘルツ＝〇・四マイクロメートルあたりが青色です。ちなみに、㎛は、マイクロメートルと呼び、ミリメートル（㎜）の一〇〇〇分の一の単位です。後で出てくる㎚は、ナノメートルと呼び、マイクロメートル（㎛）の一〇〇〇分の一の単位です。

可視光より少し波長が短い光は、皆さんも聞いたことがある紫外線で、日焼けの原因で女性の肌の大敵と言われています。波長がもっと短くなるとレントゲンで使う光となり、X線（三〇京（三〇〇〇〇〇兆）ヘルツ、一ナノメートル）と呼ばれています。逆に、可視光より波長が広くなると、暖房器具や冬の肌着などでもよく聞く赤外線（三〇兆ヘルツ、〇・〇一ミリメートル）、もっと波長が大きくなると、電子レンジの加熱魔法の正体であるマイクロ波（三〇億ヘルツ、一〇センチメートル）、皆さんが使っている携帯電話（二〇億ヘルツ、一五センチメートル）があります。さらに広くなると、TVやFMラジオ（一億ヘルツ、三メートル）AMラジオ（一〇〇万ヘルツ、三〇〇メートル）で利用されている、電波と呼ばれるものになります。

FMラジオ（一億ヘルツ、三メートル）やAMラジオ（一〇〇万ヘルツ、三〇〇メートル）を見て、何か思い浮かびませんか？　FMラジオとAMラジオの特徴を並べてみてください。

「FMは、ステレオで音がきれいなので音楽を聴くことが多い。」
「AMは、ニュースや落語なんかの語りものが多いかな。」
「FMは、少し田舎に行って山間部に入ったときや、ビルの谷間でも聞きにくくなることがある。」
「AMは、山の中でも平地と同じぐらい聞き取れるよね。」

皆さん、正解です。実は、これらの特徴はすべてFM、AMの振動数と波長で説明がつくのです。振動数というのは、一秒間に何回波の山が来るかということを示しています。そして、ラジオやTVの電波は、この山の大きさを変えることで音楽や映像を流しているのです。当然、振動が大きいほうが、たくさんの情報が送れます。ですからAMよりFMのほうが、音はきれいなのです。振動数から考えると、一〇〇倍近く音質が向上しているのだと言えます。

次に、波長の違いからFMとAMの特徴を説明してみましょう。もし、光が野球のボールみたいに波でなかったら、どんな電波塔を立てても、すぐに、ぶつかってしまって、ほとんどの場所でラジオは聞こえなくなります。

お風呂で水鉄砲を使って、洗面器の裏に隠れた顔をめがけて水をかけてみてください。洗面器の後ろに隠れているので、水は全くかからないと思います。次に水鉄砲をやめて、一方から手で水の波を送り出してみてください。洗面器の後ろから少し離れたところに自分の顔を隠してみても、波

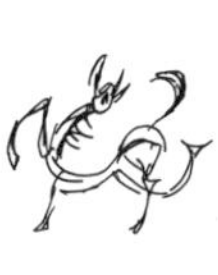

が回りこんで、顔に波がかかりますね。つまり、波は、障害物があってもそこを回り込む性質があるのです。そして、波の波長が大きければ大きいほど回り込む能力が高いのです。具体的には、波は、波長程度の障害物まで回り込むことができます。水鉄砲も見ようによっては、数センチ程度の波といえますので、数一〇センチの洗面器を回りこめなかったのです。

さて、この例で、AMとFMの波の特徴がわかったと思います。FMの方が波長が短いので、AMより回り込む能力が小さく、山などの一〇〜一〇〇メートル単位の障害物を乗り越えられないのです。

「それなら、振動数が大きく、波長が長いものがあれば、一番いいじゃないか？」と思う人がいるかもしれませんが、それは、できない相談です。前にも話をしましたが、この振動数と波長を掛けあわせたものが光の速度になり、その速度は、一定で秒速二九万九七九二キロメートルになるというのが、自然の大きな原理（アインシュタインの特殊相対性理論）になっていますので…。

「光」といっても非常に多くのものがあり、身の回りにたくさん使われていることがわかったでしょうか？ 光の生まれ方とその種類や指標（振動数、波長）がわかったと思うので、皆さんに光に関係する質問をひとつしたいと思います。皆さんは、これまでに顕微鏡を使って小さな生き物（ミジンコ、アオミドロ、たまねぎの薄皮等）を拡大して観察した経験があると思います。もちろん、このときに顕微鏡のステージの下の反射鏡には、明かりを入れて、光を通して観察した覚えがあると思います。

顕微鏡は、基本的には、虫眼鏡と同じ原理でレンズを使って、小さなものを大きく見られるようにしています。それでは、どれだけ小さい生物まで見えるのでしょうか？ レンズをどんどん大きくしたり、重ねていったりすれば、どんどん小さなものでも見えるようになるのではないか、と思いませんか？ 実は、そうではないのです。

なぜ物が見えているかというと、対象に当たって反射した光が、見る人の眼に入るから見えるのです。光が、振動しながら進んでいく波であることはお話ししました。見るべき対象のものがその光の波長より小さい場合は、物に当たって反射せず、波に飲み込まれて乗り越えられて（つまり、光が透過して）しまうだけなのです。

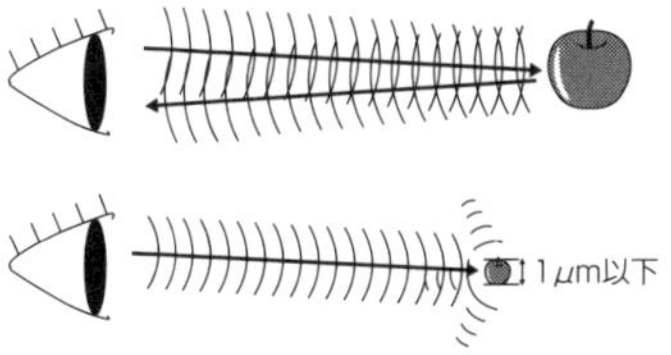

図９　上：人の目に見えている状態
下：人の目に見えない状態

つまり、顕微鏡で見えるのは、人間の目で見える光でもっとも波長の短い光（紫：25頁、図8参照）と同じ程度であり、〇・四マイクロメートル前後までということになります。日本の有名な医師の野口英世さんは、アフリカで黄熱病の研究を続け、その病原体の発見に顕微鏡で挑み、自身が黄熱病にかかって亡くなってしまいました。皆さんも知っているこの歴史は、光の波長と大きなつながりがあるのです。

この黄熱病の病原体は、黄熱ウイルスと呼ばれ、そのウイルスの大き

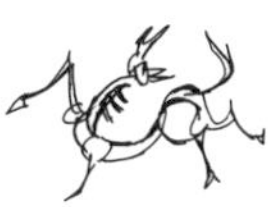

肉眼で見える限界	0.2㎜
細菌	1〜5 μm（μmは㎜の1000分の1）
大腸菌	2 μm
光学顕微鏡で見える限界	200nm（nmはμmの1000分の1）
黄熱ウイルス	40〜50nm
ノロウイルス	25〜35nm

表1　代表的な細菌・ウイルスの大きさ

さは〇・〇四〜〇・〇五マイクロメートルであることが、現在わかっています。野口英世さんが最後まで黄熱病の病原体を見つけられなかったのは、光を使った顕微鏡の限界（分解能）が原因だったのです。参考のため、代表的な細菌やウイルスの大きさをあげておきます。

なぜ、光学顕微鏡で見える限界を超える小ささの黄熱ウイルスやノロウイルスの大きさがわかるようになっているか？　それは、現在、光でものを見るのではなく、電子で小さいものを見る電子顕微鏡というものがあるからです。電子顕微鏡の原理はさておき、その能力は、原子一個（〇・〇〇〇〇一マイクロメートル＝〇・一マイクロメートル）までもきれいに映し出せるほどの高性能です。また、最近は、光でも「可視光」を使うのではなく、X線（もっと波長が短い）を使った顕微鏡も開発され、色々な小さなものを光で見られるようになってきました。ただし、電子顕微鏡もX線顕微鏡も色の全く無い世界ですが…。

物が小さくなっただけで色が消えるなんて、なんとなく不思議ですね。色の世界は、奥が深そうです。

光の歴史

さて、ここまでで、「光」というものが「色」と大きく関わっていることがわかってきたので、一度大きく脱線して、「光とは何か？」を考えてみましょう。

まず、光について過去の人たちがどのように理解を深めていったかを簡単な年表で説明していきます。参考のＵＲＬを（　）に示します。

(http://www.osaka-kyoiku.ac.jp/~masako/exp/newton/rekisi.html 2007.4.12)

(http://www.mts.net/~william5/history/hol.htm 2007.4.12)

① 光学の起源の時代

BC三〇〇年頃　アリストテレス（Aristoteles）［アレクサンドリア］

気象論で、虹等の光学現象を分析しました。

(http://www.osaka-kyoiku.ac.jp/~masako/exp/newton/rekisi/jinbutu/aristoteles.html 2007.4.12)

BC三〇〇年頃　ユークリッド（Euclid）［アレクサンドリア］

『Optica』という、光に関する法則の体系書を出版しました。すでに、そこで、光の直進、反射の法則を見出しています。

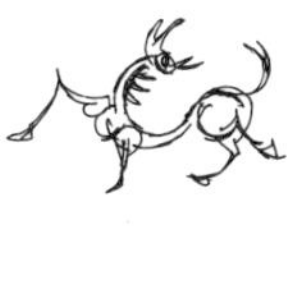

(http://www.nitohkogaku.co.jp/flame/image/05hikari/hikari03.html 2007.4.12)

一二六七年　ロジャー・ベーコン（Roger Bacon）［英・オクスフォード大学］

凸レンズ理論。眼鏡のアイデア。

光の速度は有限で、音と類似の伝播方法であることを示唆しました。

(http://www7.ocn.ne.jp/~elfindog/BACON.htm 2007.4.12)

大昔、光は音などと同じように、空気などの媒質を揺らして伝わる波であると理解されていました。光の身近な現象である反射や屈折は、音でもある現象なので、そのような理解に至ることはごく自然な発想であったのでしょう。ただし、「虹」については「光」に関係する身近な現象だったにもかかわらず、この時代では納得のいく説明ができなかったようです。

その後、反射・屈折法則について説明が進み、眼鏡等の光学原理を利用した機器製作のアイデアが出てきました。実は、この時代では、眼鏡は、背徳の道具とみなされていました。人間が神から授かった目の能力に異議を申し立て、神の意思に背いて視力を回復する悪魔の道具、という風に考えられていました。したがって、実際に眼鏡が利用され始めるのは、その後ずいぶん年が経ってからのことになります。

② 顕微鏡・望遠鏡の時代

一五九〇年　イェンゼン（Zacharius Jensen）〔蘭〕

発散する対物レンズと接眼集束レンズを組み合わせて、初めて顕微鏡を製作しました。

一六〇八年　リッペルスハイ（Lippershey）〔伊〕

初めて望遠鏡を製作しました。

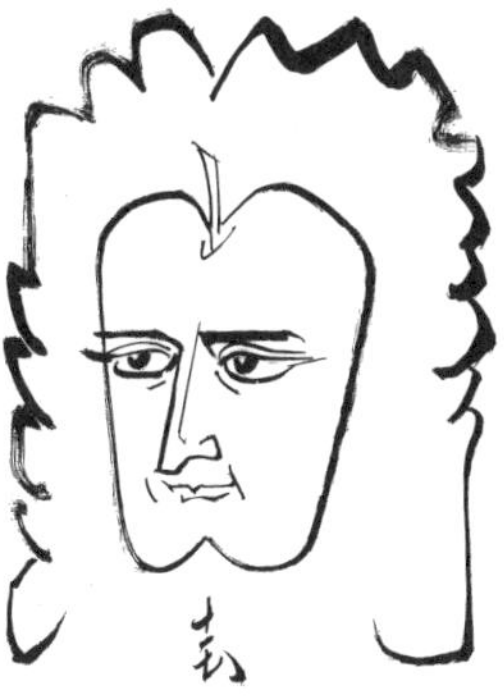

図 10 アイザック・ニュートン

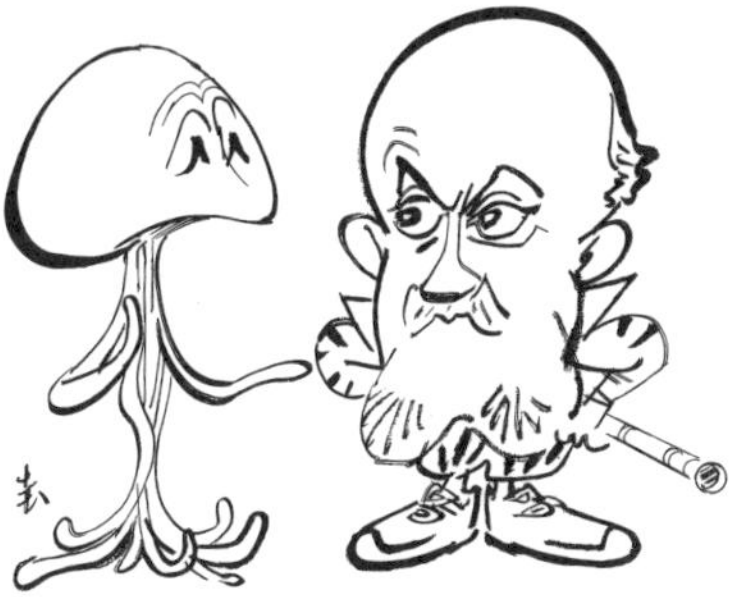

図 11 ガリレオ・ガリレイ

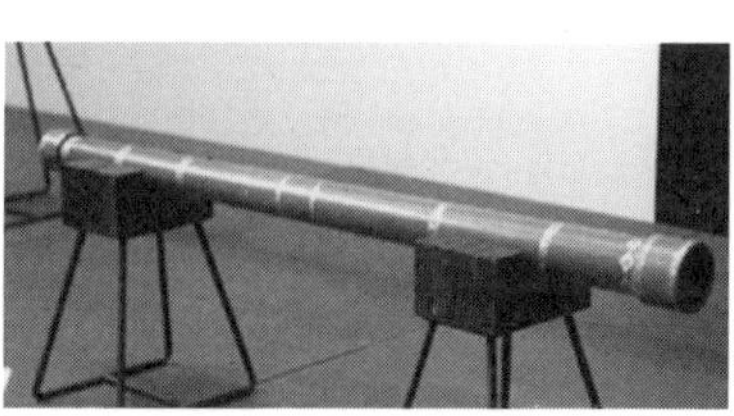

図 12 ガリレオの望遠鏡の複製
（画像提供：国立科学博物館）

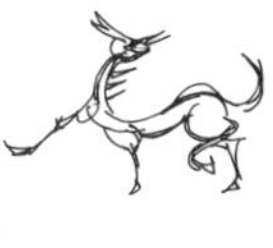

一六〇九年　ガリレオ・ガリレイ（Galileo Galilei）［伊］
リッペルスハイ（Lippershey）が作った望遠鏡を改良して、より精度の高い望遠鏡を開発し、多くの天体観測を行いました。

この頃、反射・屈折の法則が定量的に明らかになり、顕微鏡や望遠鏡が生まれました。このようにして人類は、第三の眼を持つことになりました。ガリレイが高性能の第三の眼（望遠鏡）を作成し、天体観測を行い、地動説を唱えたことは、余りにも有名ですね。

③古典力学体系化の時代

一六三二年　ガリレオ・ガリレイ（Galileo Galilei）［伊］
ニュートンの力学体系書『プリンキピア』の基礎となる「ガリレイの相対性原理」を唱えました。

一六六九年　アイザック・ニュートン（Isaac Newton）［英］
プリズムにより、白色光が多くの色の成分に分かれることを示し、出版書『光学』で「光の微粒子説」を提唱しました。その後、「光の微粒子説」は多くの研究者に批判され、それが原因で科学研究から神学、錬金術へ傾倒していったといわれています。

(http://www.kanazawa-it.ac.jp/dawn/170401.html/ 2007.4.12)

一六八七年　アイザック・ニュートン（Isaac Newton）［英］

物質の運動に関する体系書である『プリンキピア』を出版しました。

(http://www.kanazawa-it.ac.jp/dawn/168701.html/ 2007.4.12)

この時代に出てくるのは、皆さんもご存知、力学の創始者ニュートンです。ニュートンは、ガリレイが発見した相対性原理を忠実に守るように力学＝物質の運動の法則を体系化し、『プリンキピア』という物理の大著を出版しました。

実は、ニュートンは、この大著を出版する前に光の運動について『光学』という本を出版していました。その本の中で、ニュートンは、「光は微小物質の塊である」という主張を行い、「虹は、この微粒子がプリズムで分離されるため、様々な色が見える」のであると説明を行いました。一〇〇〇年以上あいまいだった光の本質に、厳密な解釈を授けた瞬間です（光の微粒子説）。しかし、そのような「光」の解釈の平穏な時間は、長くはなかったのです。

④ 分光の時代

一八〇一年　トーマス・ヤング（Thomas Young）［スコットランド］

光の干渉を示すことにより、光は粒子ではなく、波動であるという説の正統性を

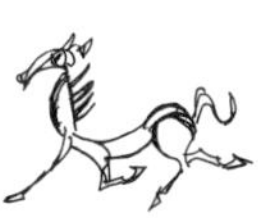

主張し、ニュートンの「光の微粒子説」に止めを刺しました。
(http://okumedia.cc.osaka-kyoiku.ac.jp/~masako/exp/ewing/04Mr_Young/Mr_Young.htm 2007.4.12)

一八〇八年　エティヌ・ロイス・マリュス(Etienne-Louis Malus)[仏]
カルサイト(方解石)を回転させながら、リュクサンブール城の窓を観察すると、カルサイトの向きによって窓の見え方が変化することを丁寧に調べ、光に偏光という性質がある事を発見しました(詳しくはＵＲＬへ)。
(http://www15.wind.ne.jp/~Glauben_leben/Buturi/History3.htm 2007.4.12)
(http://www.tuat.ac.jp/~katsuaki/hikarijikichap2.pdf 2007.4.12)

一八一六～一七年　フレネル(Fresnel)、ドミニク・フランソワ・アラゴ(Dominique Francois Arago)[仏]
光は、音と同じ縦波ではなく、横波であると結論づけました。

ヤングの干渉実験により、光には波に特有の性質である干渉性があることが示され、さらに、方向によって見え方が異なる、偏光という性質も備えていることが明らかになってきました。その結果、ニュートンの主張する微粒子説は排除され、波動説が優勢になっていきました。また、偏光という特性から、光は音などの波(縦波)とは異なり、横波であることが分かりました。ちなみに地震のＰ波(初期波)は縦波で、Ｓ波は横波です。波の進行方向と垂直な方向に振動があること、つ

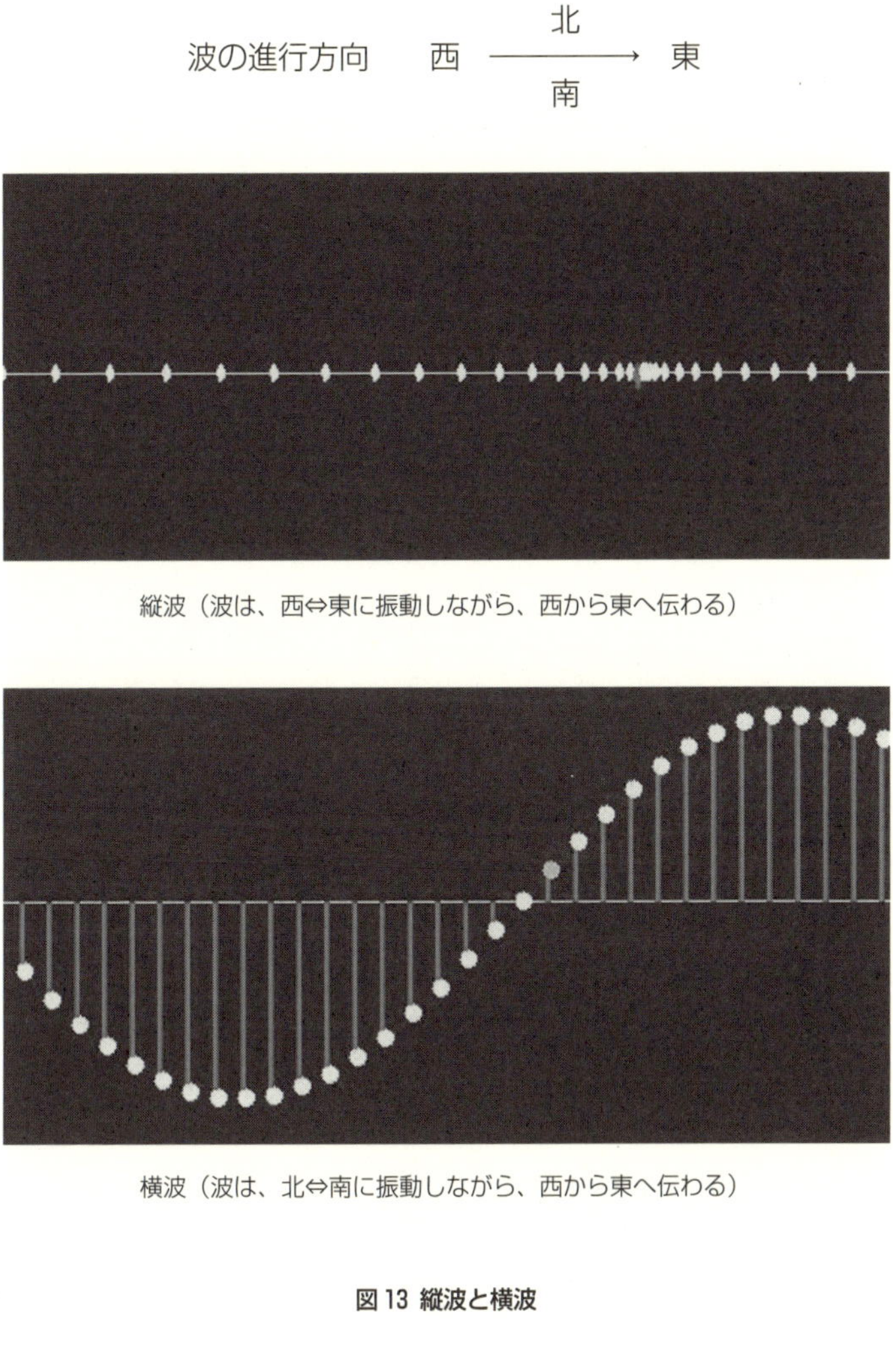

縦波（波は、西⇔東に振動しながら、西から東へ伝わる）

横波（波は、北⇔南に振動しながら、西から東へ伝わる）

図13 縦波と横波

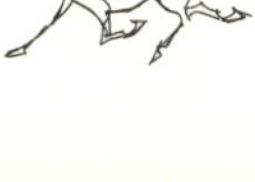

まり横に振られるのが横波で、振動方向と振動伝播方向が同じものが縦波です（図13）。

⑤ 光速度測定の時代

（http://www15.wind.ne.jp/~Glauben_leben/Buturi/History3.htm 2007.4.12）

（http://www1.odn.ne.jp/jsbach/yougo/ka/sokutei.html 2007.4.12）

一八四九年　アルマンド・ハイポライト・ロイス・フィゾー（Armand Hyppolite Louis Fizeau）［仏］

回転歯車を用いて光パルスを発生させ、初めて地上で光の速度を測定し、秒速三一三、三〇〇キロメートルの値を得ました。

一八五〇年　J・L・フーコー（J. L. Foucault）［仏］

回転鏡を用いて光速を計測し、秒速二九八、〇〇〇キロメートルの値を得ました。また、水中では空気中よりも光速が遅くなることも発見しました。

一八六四年　J・C・マックスウェル（J. C. Maxwell）［英］

電磁現象を記述するマックスウェル方程式を定式化しました。そして、光も電磁波の一部であることを示しました。

（http://homepage1.nifty.com/noric/Biograph/Bg_Maxwell.htm 2007.4.12）

一八八七年　アルバート・A・マイケルソン、エドワード・W・モーレー
（Albert A Michelson and Edward W Morley）［米］

音は、空気を揺らし、海の波は、海水を揺らして伝わっていきます。しかし、当時、光の波が揺らしている媒質（エーテル）は、見つかっていなかったのです。マイケルソンとモーレーは、光が揺らしている媒質「エーテル」の風上と風下で光速がどれくらい異なるかを実験しました。その結果、「光」は海の波と異なり、媒質のエーテルの風上に向かっても、風下に向かっても、全く同じ速さだということがわかりました。

（http://home7.highway.ne.jp/max-1998/fresnel.html 2007.4.12）

この頃になると計測技術が向上し、光の進行速度を測る試みが盛んに行われだしました。その後、マックスウェルが電磁気現象（電気や磁気に関する現象）を定式化した方程式に光の速度がでてくることから、光は電磁気の一種で、電磁気に関する方程式で記述できることが分かりました。このような経緯から、光（電磁気）の運動学である「マックスウェル方程式」と物質の運動学である「ニュートンの運動方程式」により、物理の世界は、完全に説明されたと思われていました。

当時は、すでに光が波であることが常識になっていました。そして、波は、媒質を揺らすことで生じることも常識でした。音は、空気を揺らしているし、海の波は、海水を揺らしています。しか

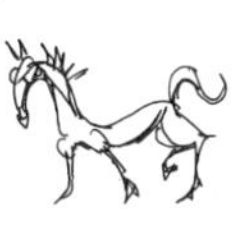

し、光の波が揺らしている媒質は、まだ何かは分かっていなかったのです。少し考えるととても奇妙な問題ですね。波であることが分かっているのに、何が揺れているのか分からないなんて！

その光の波が揺らしている媒質は、まだ、見つけられる前から、科学者に、「エーテル」と呼ばれていました。そして、多くの科学者がその「エーテル」の正体を確かめようと、様々な実験を行いました。

どんな波でも、媒質自体が動くことによって、波の伝わる速さが変化します。例えば、風上と風下では、風上の方向へは音は遅く、風下の方向へは音は速く伝わります。また、川の流れに逆らって伝わる波は、流れのない池で生じる波紋などに比べてゆっくりと伝わるのです。

この頃、マイケルソン・モーレー等をはじめ、多くの研究者が、地球の自転の方向とその反対方向や公転方向とその反対方向などを利用して、光の伝播媒質である「エーテル」の速度を測ろうとする実験を実施しました。ちなみに、地球の自転速度は、四万キロメートル／二四時間＝時速一六六七キロメートル＝秒速四六三メートル（ジェット旅客機より速い）、地球の公転速度は、時速一一万キロメートル＝秒速三〇キロメートルで、光の速度は、時速一・一億キロメートル＝秒速二九万九七九二キロメートルです。しかし、「エーテル」の速度は、検出されませんでした。つまり、公転速度（光の速度の一万分の一）を利用して、光の速度を計測しても、一万分の一はおろか、一〇万分の一さえも変化しなかったのです。

そして、「エーテル」に関する様々な解釈が世に出ては、その解釈の検証実験が行われ、ことごとく否定的な結果が積み重なっていきました。結局、光は、音や水の波とは異なり、「光の波が揺らしている媒質」は、存在せず、光自体が何も無い空間の中を波のように飛んでいっている、という解釈に落ち着きました。おそらく、その当時は、燃素論や天動説の論争の末期に似た状況であったのだと思います。

⑥ 相対性理論の発見・検証と量子論の芽生えの時代

一九〇五年　アルバート・アインシュタイン（Albert Einstein）［独］

光に近い速度で動くと、その常識が成り立たない（色が変わる、頭の後ろの景色が前に見えてくる、時刻の進みが変化し同時という概念が破綻する）ことを示した、特殊相対性理論を発表しました。

光電効果を量子化された光（光量子或いは光子）により説明しました。ある意味では、ニュートンの光の微粒子説の復活といっても良いかもしれません。

(http://atfan.com/einstein 2007.4.12)

一九一六年　アルバート・アインシュタイン［独］

重力により時空が歪むことを推測した一般相対性理論を発表しました。

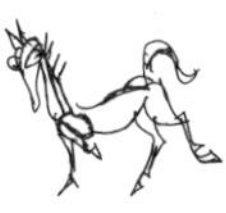

光の吸収と自然放出に加えて誘導放出という現象が起こる事を予言しました。

一九一九年　アーサー・エディントン（Sir Arthur Eddington）［英］

この年の五月二九日に西アフリカ沖の Principe 島で太陽の近辺にある星を観測し、太陽の重力場により光が曲がることを観測（アインシュタインの一般相対論の検証）しました。

その後、エーテル問題を見事に解決へ導いたのが、かの有名なアインシュタインの特殊相対性理論です。この理論によって、光の速度は一定の値を持ち、媒質無しで（空っぽの空間だけで）伝播できることが明らかになりました。そしてこの瞬間から光には媒質のエーテルの存在自体が不要なりました。

しかし、時を同じくして、光を波として理解するには難しい実験結果がでてきました。波は、どんどん小さくできるはずですが、光をどんどん小さくしていくと、それ以上、小さくならないことが分かりました。まるで、物質を小さくしていくと、最後には原子にまで行き着いてしまい、それ以上小さくできないのと同じような現象であり、光が微粒子の集まりであるかのような実験結果（光電効果）が出てきたのです。その問題のきっかけを見つけた一人は、皮肉にも、相対性理論で光のエーテル論争に決着をつけたアインシュタインでした。

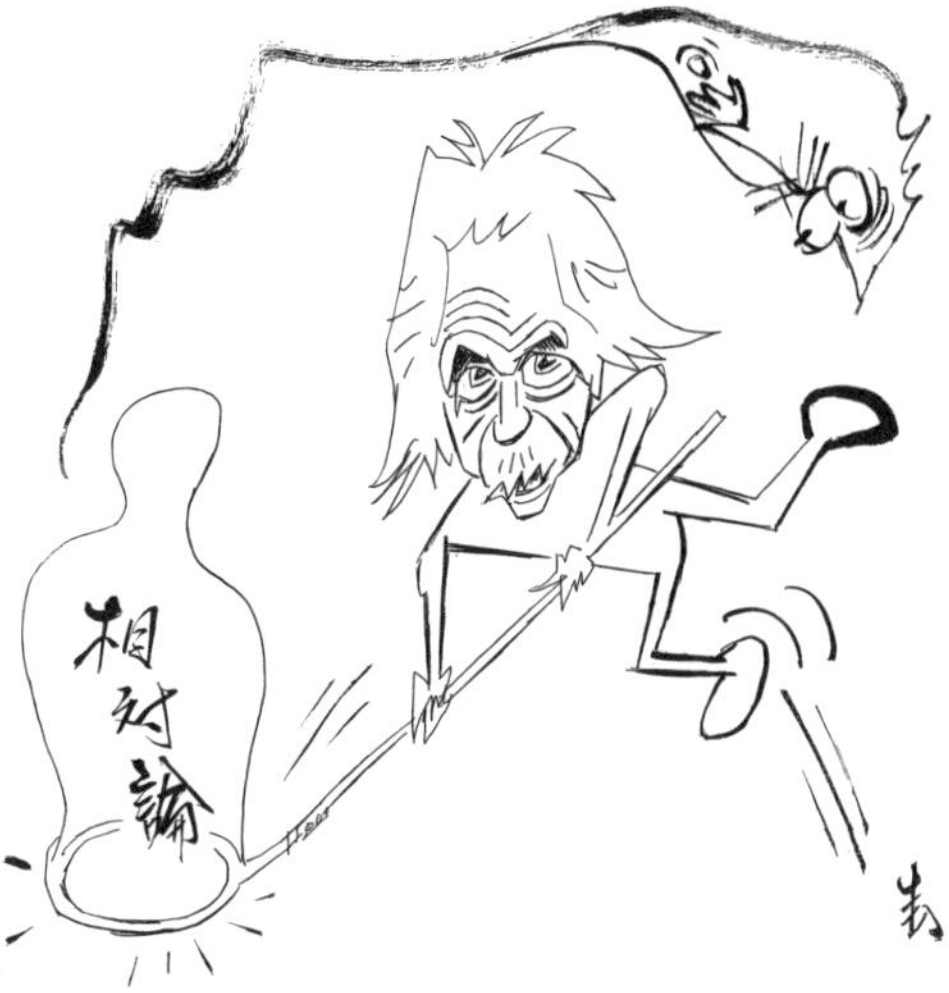

図 14 アインシュタインは相対論を捕まえた

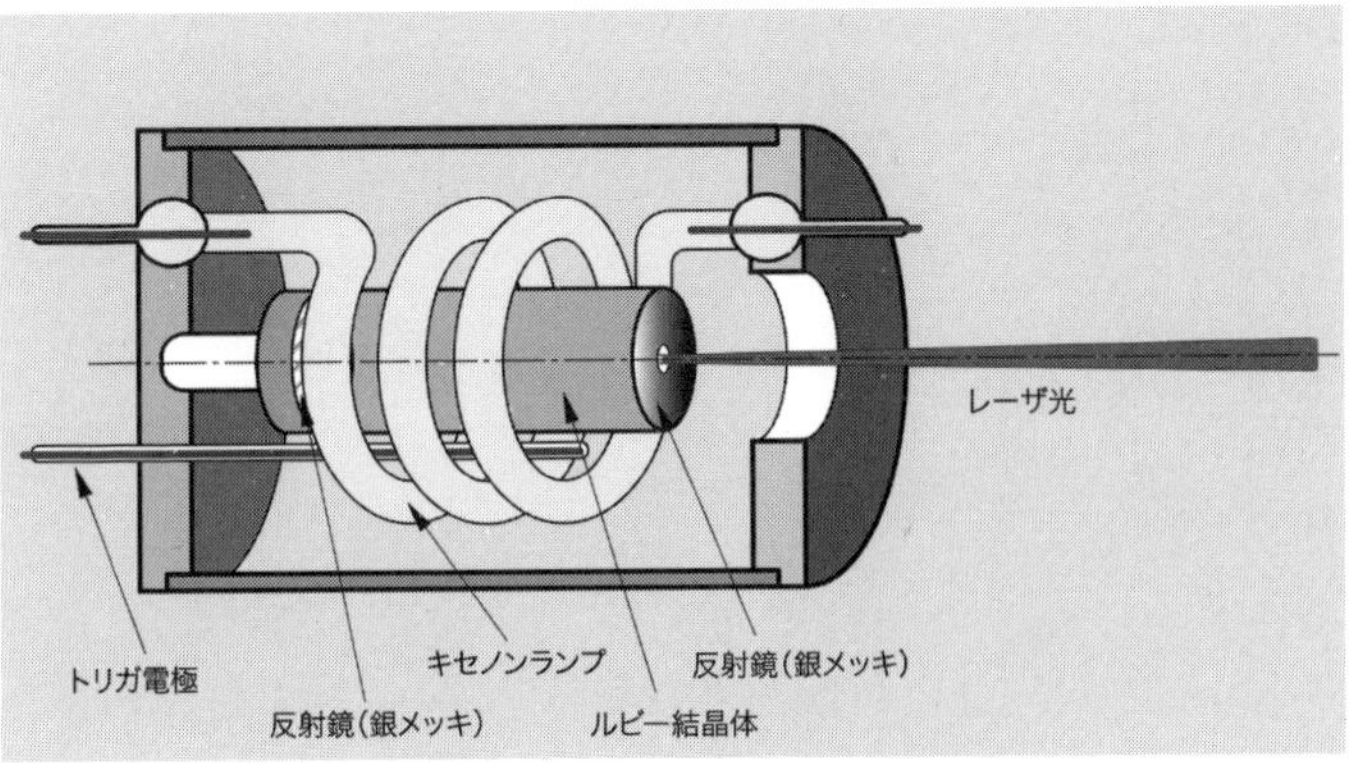

図 15 ルビーレーザー装置（提供：安藤幸司氏）

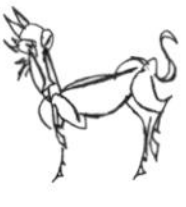

⑦ 高精度実験検証とレーザーの時代

一九二六年　A・A・マイケルソン（A A Michelson）［米］

回転ミラーを用いてウイルソン天文台から三五キロメートル離れたサンアントニオ山の反射鏡で光速を秒速二九九・七九六キロメートルと算出しました。

一九六〇年　セオドア・H・メイマン（Theodore H Maiman）［米］

ヒューズ　リサーチラボで、最初のレーザー装置（ルビーレーザー）を発振させました。

その後、様々な形で特殊相対性理論（光の速度は一定）・一般相対性理論（光は重力によって曲がる性質を持っている）は、非常に高い精度で検証実験が続けられていました。また、光の量子（粒子）的側面を利用した装置レーザーも実用化され、現在ではＣＤやレーザーポインタなど、多くの身近な商品で使われるようになってきました。

光と色の身近な疑問の種明かし

光について硬い話が多かったので、このあたりで少しリラックスして、「光」と「色」が織りなすとても不思議で美しい世界についてお話をしましょう。

まず、自然界の中で光と色の競演で太古から人々を魅了してやまない現象、虹に関して説明しましょう。虹をよく見ると、赤色、橙色、黄色、緑、水色、青色、紫色と、いつも同じ順番で並んでいます。もちろん、七色にハッキリした境界があるわけではなく、スムースに連続的に色が変わっていっています。

もともと、色の無い、ただ明るいだけの光が、なぜ、とりどりの色の光を生み出すのかは、非常に興味深く、昔から多くの学者がいろいろな説を唱え、自然科学的観点からも神学的観点からも大きな興味の対象でした。その原理をほぼ正確に言い当てたのが、万有引力の発見で有名なアイザック・ニュートンです。彼は次のような原理を唱えました。

「色というモノは物体についているモノでは無く、それに当たっている光の中にある」

「あらゆる色は光で生まれる」

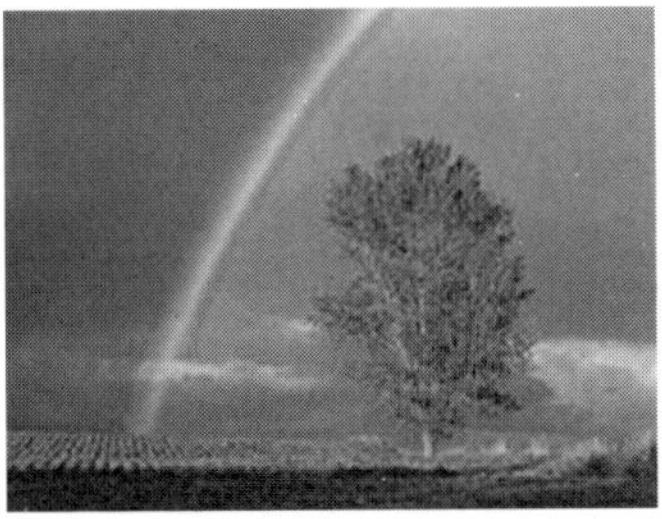

図 16 虹
（コニカミノルタセンシング（株）ホームページ“色々雑学”より）

ニュートンは、当時、作られたばかりで進歩の激しい望遠鏡や顕微鏡におけるいくつかの問題点であった球面収差や色収差を改善しようとレンズを磨く日々が続いていました。そのときに彼は、色の付いていない光がプリズムによって多くの色に分かれること、そしてもう一度プリズムを通すと、分かれた色が合わさって、色の付いていない光に戻ることを発見したのです。

さらに、プリズムによって分けられた光の単色部分のみを取り

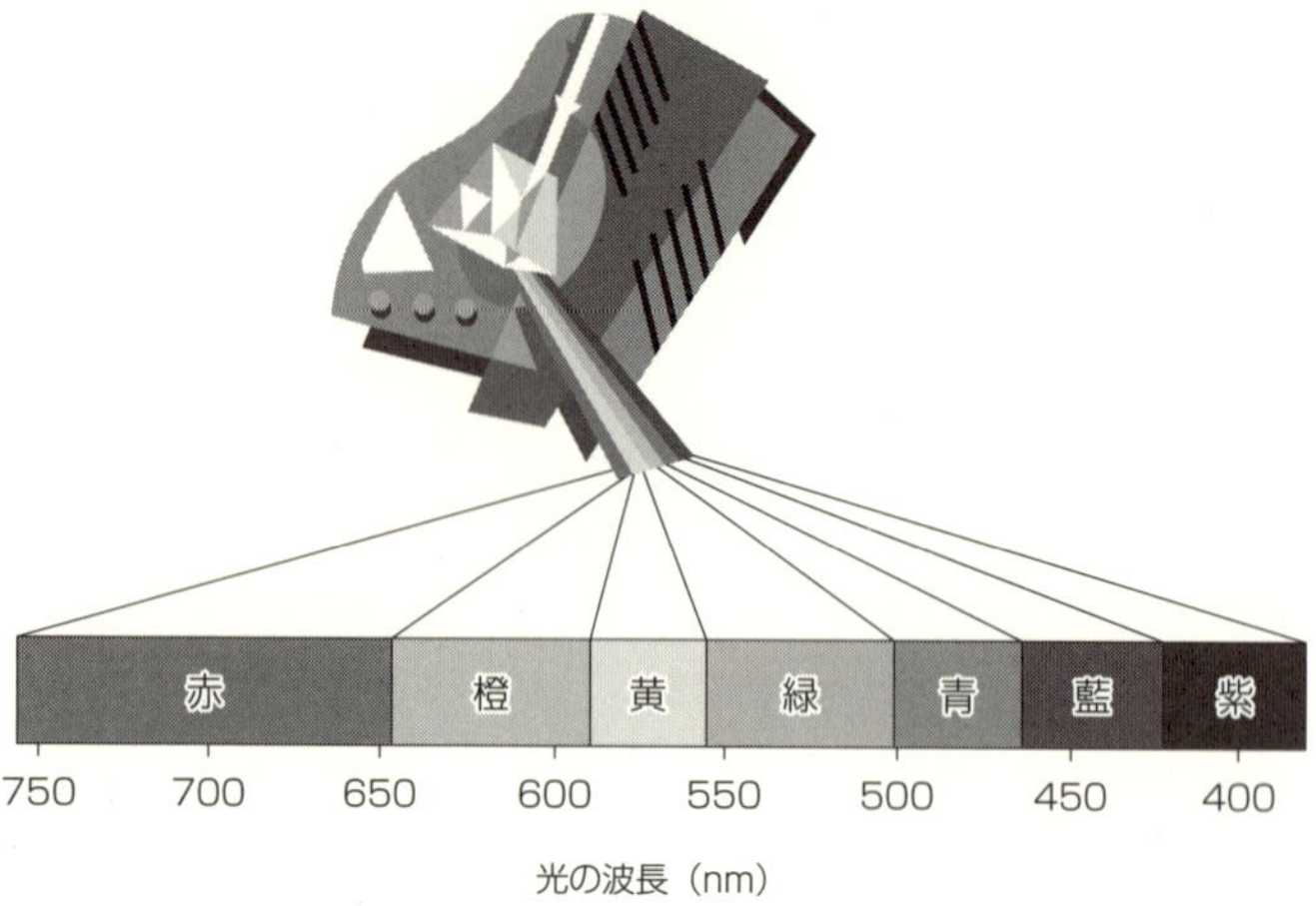

図 17 プリズムによる光の分析

出して、別のプリズムを通しても、その色は、変らないことを確かめました。ニュートン以前までは、光の色はプリズムそれ自体によって作り出されるという論が正統だったので、この発見は、光自体に色をつくる性質が埋め込まれていることを示した、センセーショナルなものでした。

実際にニュートンは、レンズを使う従来の屈折式望遠鏡では、光が屈折すると光が分解してしまい、元の色調と変わってしまうことが避けられないので、鏡による反射を利用した反射式望遠鏡を開発し、色収差問題を解決しました。

ニュートンの光の性質の発見により、光は最初からさまざまな成分の色付きの光が混ざっており、虹は、様々な色の混ざった光（色の付いていない光）が空気中の水滴に差し込み、屈折をすることで生まれるものだということがわかりました。また、「最も直進しやすいのが赤成分で、屈折が大きいのが紫成分」であり、虹で見られる色の順番は、屈折の角度によって決まっていることが分かりました。

このときニュートンは、光が色の付いた粒であると理解しており、物質の原子と同じような粒であると考えていました。つまり、この本で皆さんにお話したように、光を振動している波として扱ってはいなかったので、振動数や波長というところまでは、たどり着けませんでした。実は、光の波の特性は、それまでに知られており、ニュートンの光の微粒子説では、説明できないことがたくさんありました。そのため、光の微粒子説は科学の世界では、なかなか受け入れられず、ニュートンは多くの決着の付かない論争に巻き込まれていきました。特に、ゲーテの色彩論との論争は、「光」と「色」の関係が科学の域を超えて芸術や感性との接点をもたらしたきっかけであったかもしれません。

芸術や感性の話は、あとでゆっくりするとして、虹以外で「光」と「色」の現象について、興味深い話をいくつか紹介したいと思います。もちろん、これらは、ニュートンの発見後、二〇〇年以上を経たもので、現在から約五〇～一〇〇年前に説明がついたことばかりです。つまり、一〇〇年ぐらい前までは、世界中の誰もが知らなかったことばかりなのです。それでは、始めましょう。

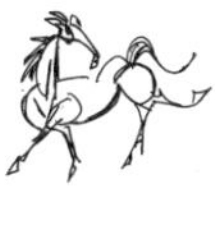

1　空は、なぜ青いのか?
2　夕焼けや朝焼けは、なぜ、赤いのか?
3　日没後、少しの時間、薄紫色に空が染まるのはなぜか?

まず、「1　空は、なぜ青いのか?」から、お話をしましょう。本題に入る前に、こちらから質問。「空は、なぜ青いのか?」なんて、なぜ思うのでしょうか? 夜なんて、空は真っ暗ですよね。曇りの日は、灰色だし。「夜じゃなくて、昼間の話に決まっているでしょ」という反論が、この本の正面から聞こえてきそうです。

しかし、このことは、重要なことなのです。曇りの日は別にしても、晴れた夜と昼に何の違いがあるのでしょう。皆さんは、地球がほぼ球形なのは、知っていますね。昼と夜の違いは、その場所が、太陽が地球を照らしている面か、その反対側かというだけです。つまり、太陽が上空にあるかどうか以外「空」は、全く同じ条件なのです。

「太陽が上空にあるかどうかが重要なことではないですか? 太陽ってあんなに明るいのだから、昼の空が暗いわけ無いじゃないですか。問題は、明るいかどうかではなく、なぜ、白や緑や赤でなく、青いのか? なのです。」

皆さんもそう思いますか?

それでは、まず、夜の空をよく思い出してみましょう。明るい部屋からベランダに出て、夜空を眺めると、最初は真っ暗に見えますが、だんだん、たくさんの星が見えてきます。満月があがっていれば、夜といっても外で新聞が読めるぐらいの明るさになります。さて、空は何色ですか？相変わらず黒ですね。日食という現象があるように、月と太陽は、地球から見るとほぼ同じ大きさなので、月と太陽の場合を比べてみると、その違いがハッキリします。「なぜ、月では、月自身以外の部分の空が黒く、太陽では、太陽自身以外の部分の空が青いのか？」は、光源の大きさが原因では無いようですね。

それでは、月は、自ら光を発していないで、太陽の光を反射しているにすぎないからでしょうか？その場合は、「なぜ、夜空に多くの星があるときは、空が黒く、太陽が出ているときは、空が青いのか」という問いを考えて見ましょう。いかがですか？自ら光っているのかどうかも、無関係なようですね。

「太陽ってあんなに明るいのだから」は、半分は正解です。しかし、半分は不正解です。月から見た太陽や地球の写真を見たことは、ありませんか？月の場合は、太陽や地球の方向以外、昼間でも空は黒く、満天の星が見えます。よく考えてみると、反射するものも無いのに光の来る方向（星や太陽、地球など）以外が明るく見えるほうが不思議です。月や星や懐中電灯などを想像してみてください。反射するものが無い場合、その光の方向を見ない限り、黒いだけです。

それでは、月と地球の違いは何でしょうか？ そうです。大気（＝空気）の層があるかないかが原因なのです。光を発しているほうの問題ではなく、光を受けているほうの問題だったのです。

さて、ここからが本題ですね。大気の層が原因であることは、なんとなく納得していただけたと思いますが、「なぜ、昼間の空は青か？ なぜ、夜は青い空にならないのか？」についての答えはまだでした。先ほどのニュートンの虹の話のときに、太陽の光は、そもそも様々な色の混ざった光で、混ざったままだと色は無いけれど、プリズムやレンズで光を屈折させると、色がばらばらに分離されるため、様々な色が出てくる、という説明をしました。

実は、光は、プリズムやレンズだけでなく、空気中の分子にぶつかっても曲がるのです。この光の曲がりのことを散乱といいます。散乱は、屈折と違い、分子の方向や光の向きなどによって方向が一定ではないため、あちこちに光を飛び散らします。つまり、先ほど、「反射するものが無い場合、光の方向を見ない限り、黒いのです」といったのは、正しくは、「地球には、大気という光を反射＝散乱する物質がたくさん詰まっているから、太陽の方向以外も明るく見える」ということなのです。ちなみに、夜の星の光も月の光も大気に散乱されるはずなので、本当は、夜も、星や月以外の部分も少しだけは、明るいはずです。その意味で、「太陽ってあんなに明るいのだから昼の空が暗いわけがない」という答えは、半分は正解です。

それでは、「空はなぜ、青いのか？」について説明を試みましょう。虹の話のときに、光の色

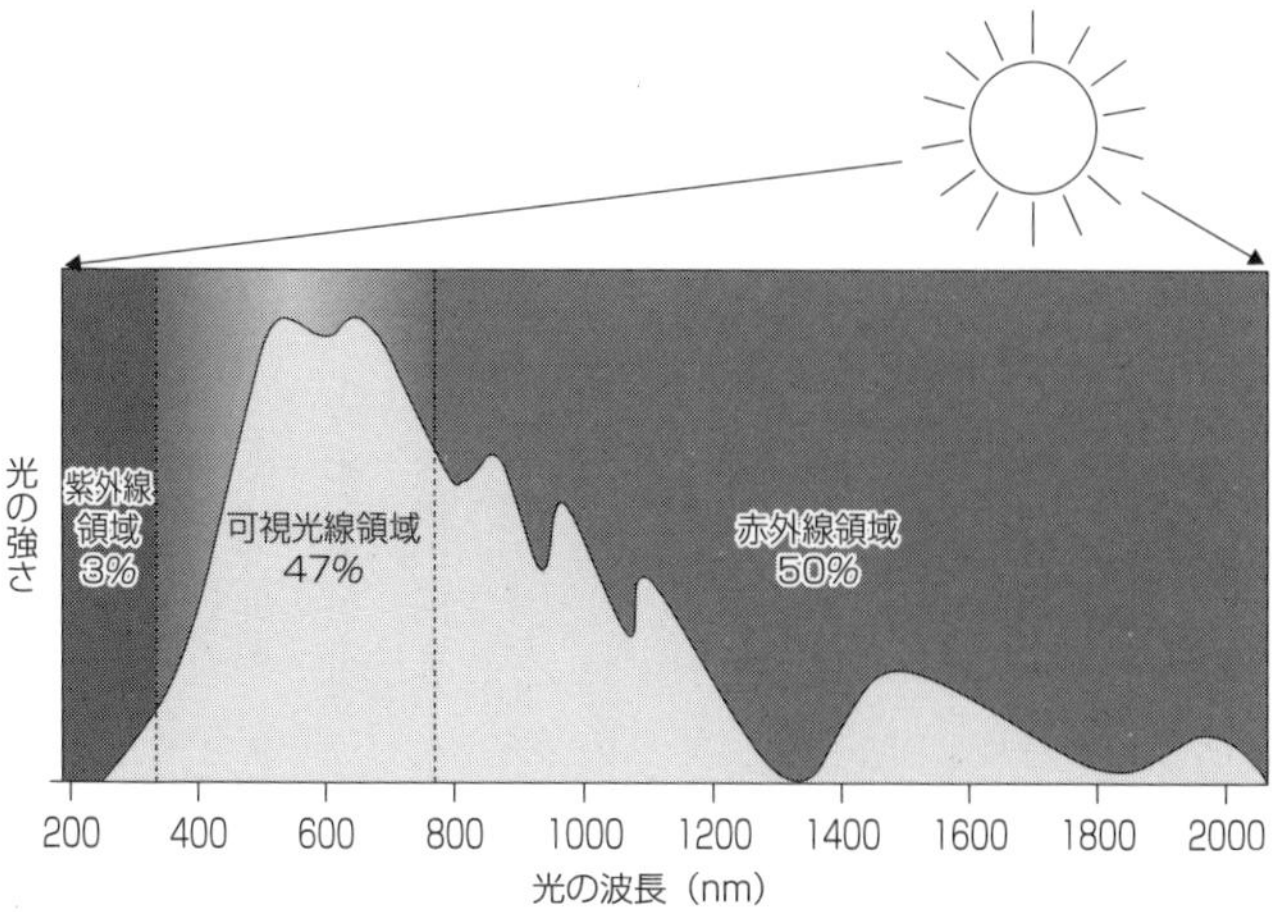

図 18 地球上に到達する太陽光の波長の分布

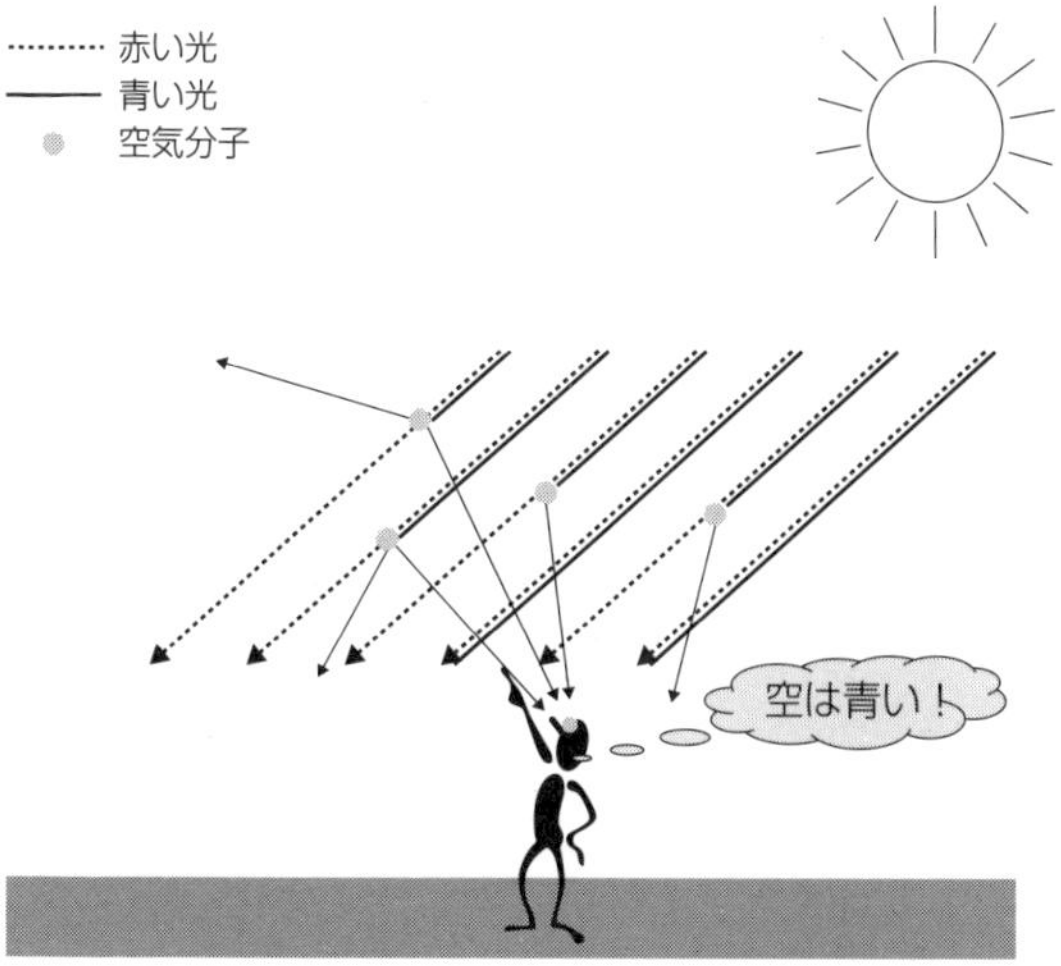

図 19 日中の空が青く見える仕組み

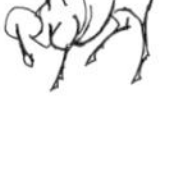

（実は、色というより振動数）により、屈折角が異なることをお話しましたが、空気中の分子の散乱においても光の色によって散乱の度合いが変わるのです。細かな原理は別として、その機構はレーリー散乱と呼ばれ、「振動数が大きいものほど散乱されやすい」というのが、その要点です。したがって、振動数の大きい青色が一番散乱されやすく、振動数の小さい赤色は一番散乱されにくいのです。実際には、青色が赤色より一〇倍程度も散乱されやすいことがわかっています。

つまり、いろいろな色の混ざった太陽光は、大気の層に突入すると、空気中の分子に散乱されてしまい、なかでも、青色の光は振動数が大きいため、光の入射方向とは関係なく、全天に広がってしまいます。そして、地上にいる私たちは、その散乱され全天に広がった青色の光を目に入れ、空の青を感じるのです。よく観察してみてください。赤色の光は、散乱が少ないため、赤い光が多い太陽の周りは、白っぽい（赤も青も含まれるので）空で、離れたところは、赤い光はほとんど無いので青っぽいはずです。

まま、少し脱線しますが、私（上島）は、山歩きの趣味があり、大学生の頃、初めての海外旅行でネパールのヒマラヤへ行ったことがあります。そして、標高四〇〇〇メートルを越えたあたりで、大の字になって雪の上に寝転がったときに見た空は、間違いなく「黒」かったことを覚えています。標高で四〇〇〇メートルという場所では、青色の光がまだ十分に散乱しきっていないためだと思います。また、このとき太陽の周りは白く、その外側が水色で太陽から離れるにつれて徐々に紫、そして黒、という風に空の色が変化していました。実際の写真でも、そのように写っていますので、もし、山歩きがご趣味の方がいらっしゃいましたら、山の頂上で空を眺めてみてください。ちなみに、さすがに空が「黒」く見えたといっても、昼間に星は見えませんでした。エベレストの頂上なら見えるかも（たぶん無理でしょうけど）と思いますが、そこまで山歩きをする勇気も無いので、誰か行った人があれば報告をお願いします。

次に「2　夕焼けや朝焼けは、なぜ、赤いのか?」について話をしましょう。「先ほどの説明と矛盾するのでは?」と思われる方もたくさんいると思いますが、実は同じ説明で納得をしていただくつもりです。ちょっと、自信過剰かな?

夕方や朝方の太陽は地平線の近くにあり、太陽の光が目に届くまでにたくさんの大気の層を通過しなければならなくなります。例えば、日本だと、春分の日や秋分の日は、真昼の太陽と地面との角度は六五度で、日の出、日の入り三〇分前後の太陽と地面との角度は、七・五度です。この場合、太陽光が大気を通過する距離は、(sin65°/sin7.5° = 0.91/0.13 = 7.0) ということで、七倍も違います。つまり、赤い光は、昼間の青い光と同じぐらいの量で日の出・日の入りの時間帯に散乱されるのです。青い光は、昼間でちょうど全天に広がるぐらいでしたので、それ以上散乱されると、宇宙の方へ飛び出したり、遠くへ飛んで行ったりして、かえって昼間より地上に届く量が減ってしまうのです。実際に地球の大気が今の一〇倍ほどあったら、昼間でも赤い空だった可能性があるとい

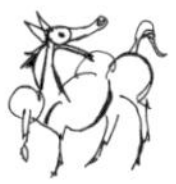

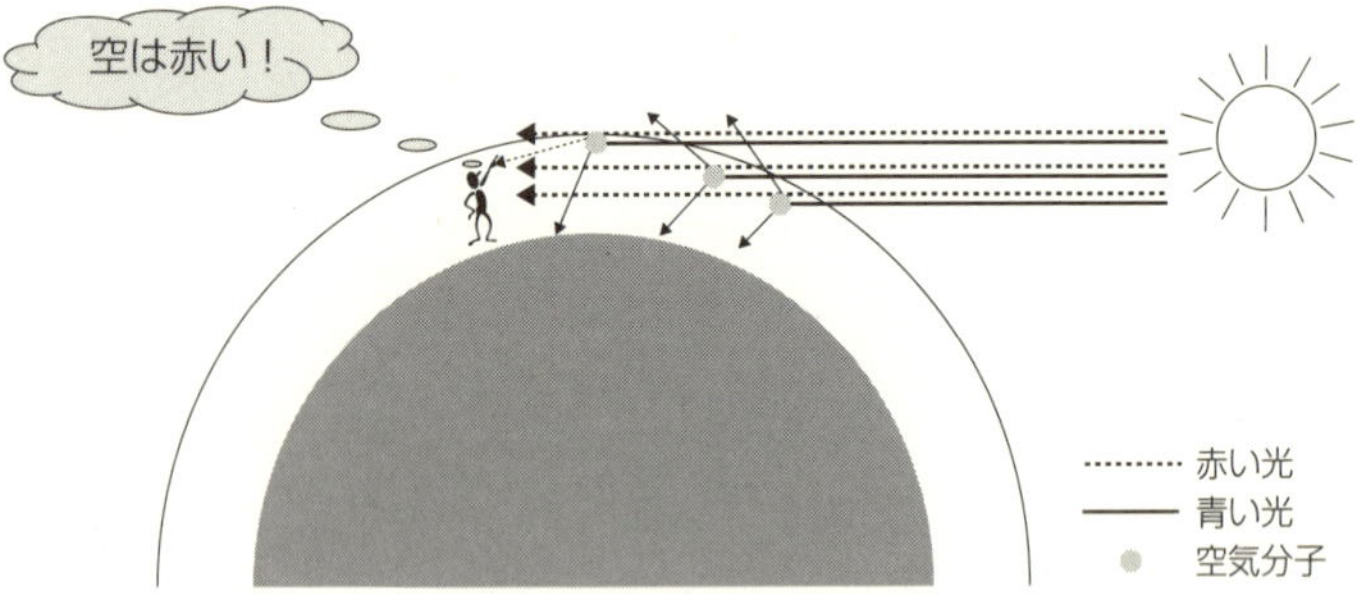

図 20 夕焼け・朝焼けが赤く見える仕組み

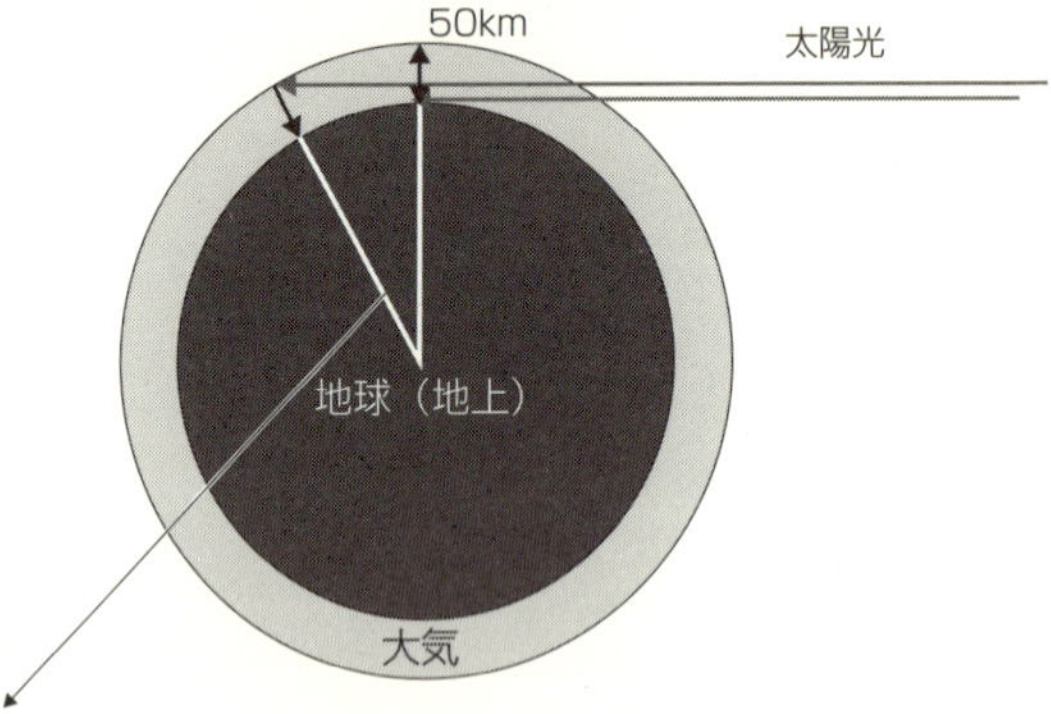

角度＝(180/π) sqrt(6421×6421−6371×6371)/6421
＝57.3×800/6421＝7.1°

角度が小さい場合
sin(x)＝(180/π)x

図 21 日没後の薄紫色の空が生まれる仕組み

うことです。

最後に、「3　日没後、少しの時間、薄紫色に空が染まるのはなぜか?」の種明かしをしましょう。これは、結構、今はやりの話題と関係が深いのです。

「そんなの簡単じゃないか。光が大気に散乱されて地球の裏側（夜の場所）まで光がまわりこんできているからじゃないか?」と突っ込んでくれる読者もいるかもしれませんが、その推測は、ハズレです。

なぜなら、夕焼けの段階で青い光はすでに地上に少なくなってしまい、散乱した光の回り込み現象だけを考えれば空は赤くなるはずだからです。その赤みがなくなった後、なぜ、薄紫色に空が染まるのでしょうか?

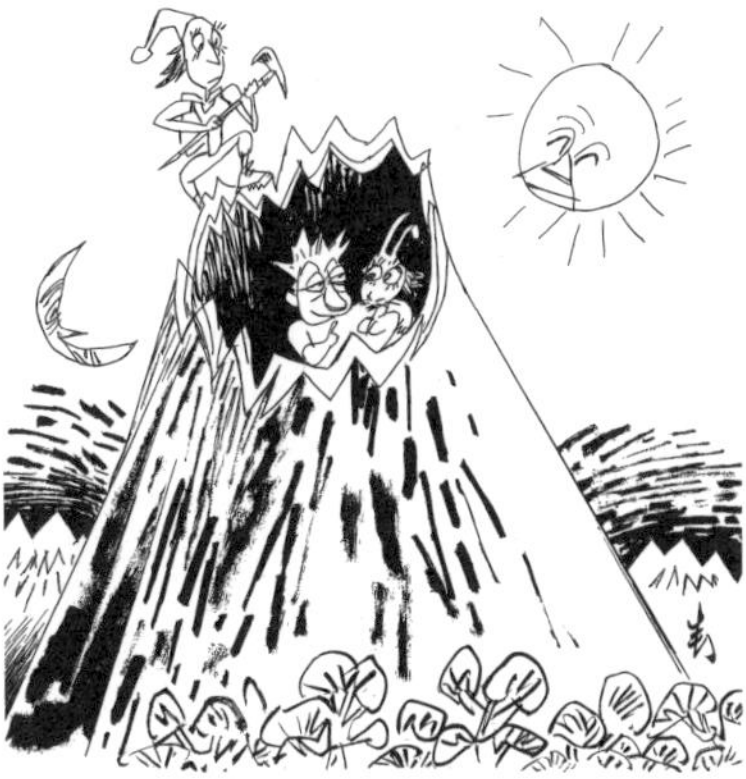

図22 月の高さの山があれば、毎日白夜状態

　実は、地上から一〇～五〇キロメートルの上層に、黄色や赤色光を吸収し、青色の光は吸収しない層があるのです。その層では、黄色や赤色光が吸収され、青色のみが散乱されることになるのです。また、地上から一〇～五〇キロメートルの上層ということは、地上では太陽が沈んだと思っていても、光は当たり続けて

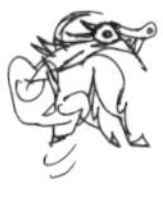

いるはずです。山の上での日の入りが、地上より若干遅くなるのを知っている人は、その意味がわかると思います。

五〇キロメートルの上層では、地上に比べ、地球自転で七・一度分、光に余分にあたることができます。七・一度というのは、時間にして約三〇分になります。ちなみに、標高三〇〇〇メートルの山では、角度にして一・七度、時間にして六分ほど日の入りが遅れます。

「日没後、少しの時間、薄紫色に空が染まるのはなぜか?」の答えは、わかってもらえたと思いますが、この層の名前は、何だと思いますか? おそらく皆さんは知っているはずです。実は、環境関連で問題となっているオゾン層なのです。オゾン層は、紫外線を吸収し、有害な光が地球に届かないようにしてくれていると聞いたことがあると思います。しかし、現在はオゾン層がたくさん破壊され、南極付近のオーストラリアでは、紫外線による皮膚障害が問題になりつつあります。オゾン層は紫外線を防ぐ働きをするだけでなく、夕暮れの美しい薄紫色の空も作っていたのです。昔と比べて、薄紫色の空が減ったかどうかはわかりませんが、もし、地球上のすべてのオゾン層がなくなってしまったら、あの美しい薄紫色の空は見えなくなってしまうのでしょう。

2．人間の目には、何が見えているのか？

「見る」とは？

ニュートンの『光学』にちなんで空にまつわる色の話を続けましたが、ここで、ゲーテの『色彩論』による色と感性の関係にちなんで、少し、視覚の思考実験をしてみましょう。目に光、つまり、目に見える振動数の可視光が入りさえすれば、「物が見えている」と考えていいのでしょうか？

例えば、自分の指で鼻を押さえてみて、第一間接、第二間接を見てみてください。多分、自分の指がぼやけて見えて、少し離して指を見たときと同じようには見えないはずです。また、力を入れて指に焦点（ピント）を合わせれば、手のひらはボケて見えてしまうし、逆に手のひらに焦点を合わせれば、指がぼけて見えてしまうことも体験できると思います。目に入る光などの外的要因だけでは、見えている事の全てが決まっているわけではないことを感じてもらえたでしょうか？

「見る」ためには、人間側の要因も重要であることは、ピントを合わせるという作業からもよくわかっていただけたと思います。実は「見る」は、もう少し根深い問題をはらんでいます。それが、最初の問いかけの「色」の問題なのです。もう一度、目に見える光（＝可視光）の波長と色の関係について思い出してみましょう。

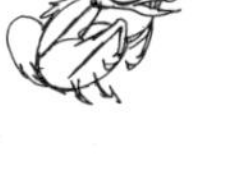

さて、虹を見て、美しいと感じる以外に、何か気付くことはないでしょうか？　赤紫、白などの色は、虹の中にあるでしょうか？　いいえ、虹にはないはずです。波長の図（25頁、図8参照）のどこを見ても赤紫や白の波長は、存在しないのです。しかし、赤紫や白色は、私たちには見えています。なぜでしょうか？

白に関しては、今までの話で何度か出てきているので、皆さんは、その理由がわかっているかもしれません。そうです。ニュートンが発見したことが起源なのですが、白は、様々な色の光が混ざり合ったときに見える色なのです。ただし、様々な色の光が混ざり合ったといっても、何の色がどのように混ざり合ったのかは、説明していなかったですね。このあたりをこれから深く突っ込んでいきます。

赤紫をどうやって作るか？　皆さんは、全く見当がつかないという訳ではありませんよね。小学生のころ写生などで絵を描いたときに、絵の具を混ぜ合わせて、様々な色をパレットに作りましたよね。絵の具を混ぜ合わせることで色々な色ができるのだから、「光」もきっと様々な色を混ぜ合わせてできるに違いないと思うのが、普通ですよね。その答えは、半分正解で、半分は不正解です。「混ぜ合わせる」と一言で言うのは簡単ですが、すべての色を作るためには、何色と何色が必要なのかが分からないといけません。最低限必要な色のことを原色と呼び、その他の色は原色の混ぜ合わせで作り出すことができます。「光」の前に、まずは身近な絵の具の話で考えてみましょう。

直感的に言い切ってしまうと、「原色」は、赤色、青色、黄色、といったところでしょうか？緑色などは、青色と黄色を、橙色は、赤色と黄色を、赤紫色は、赤色と青色を混ぜて作れそうですからね。ただ、白は、作れそうも無いですね。そういう意味では、赤色、青色、黄色、白色が原色といったところでしょうか？この四色で作れない色は、ありそうですか？ありそうという方は、年賀状の印刷に使っている（かもしれない）、家のインクジェットプリンタのカラーインクを見てください。

実際には、白インクは無いですし、代わりに黒インクがあります。赤色、青色は、少し色が違うように見えるかもしれません。白色のインクが無い理由は、紙が白だからで、わざわざ白インクを用意していないだけです。だから、色紙に印刷しなければならないときに、白色を出したい場合は、結構困るはずです。黒インクは、よく使うからカラーインクを混ぜて使うよりも個別に持っていたほうがいい、という理由と、黒のつもりでも滲みなどで仕上がりが青っぽかったり、緑っぽかったりするから、という理由で、別に持っています。

「赤色、青色は、少し色が違うように見えるかもしれません」と書きましたが、実際に赤色、青色は原色ではないのです。絵の具の赤の原色は、マゼンダ（赤紫色）で、青は、シアン（水色）です。

さて、本題です。光の場合は、原色は何になるでしょうか？「同じように黄色、マゼンダ色、シアン色ではないのですか？」という声が聞こえてきそうですが…実は、違うのですね。正しい答え

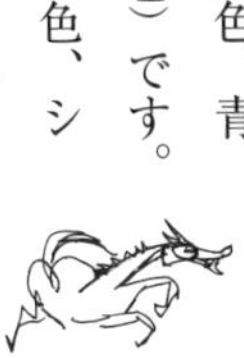

を知っている人も、多いかも知れません。「光」の原色は、赤色、緑色、青色なのです。「どうですか？　絵の具の原色と違い、びっくりしましたか？」というのは、あまりにもお粗末な落ちですね。これまでの、この本の流れをよく思い出してください、何度、裏切られたことか…。

絵の具の色と光の色、それぞれ別に原色を見つけ、「黄色・マゼンダ色・シアン色と、赤色・緑色・青色です」と言うのは簡単ですが、何か引っかかりを感じませんか？　虹を思い出してください。図8の光の振動数、波長の絵を思い出してください（25頁参照）。

光の振動数、波長の絵や虹には、黄色、マゼンダ色、シアン色と赤色、緑色、青色だけじゃなくて、結構いろいろな色が含まれていますね。それも、よく見ると色は連続的に変わっていますし、その意味では、ここには無限色があるように見えます。しかし、そこには、赤紫色や白色は、無いですね。虹に含まれる橙色と虹にも含まれない赤紫色や白色には、何の違いがあるのでしょうか？

そもそも、虹や光の振動数、波長の絵を見ている限り、黄色・マゼンダ色・シアン色と、赤色・緑色・青色が原色といわれても、ピンとこないですよね。だって、同じ一直線上に並んでいるだけなのですから、どの色が特別（原色）かと言われても…。

実は、私（上島）は、元・物理学者で博士をやっていました。一応、今でも博士で（免許書みたいに更新手続きが必要なら、やばいかも…）、気持ちは、物理学者ですが…皆さんがそう思ってくれないので、あまりこだわるのをあきらめ始めましたが…。

物理学者としては、赤、青や橙、黄緑が、波長のグラフ（図8）では同じ一直線上に並んでいると物理的に分かっているので、赤色と青色などの原色を特別扱いするなんて、とんでもないことです。えこひいきは、物理学者は大嫌いです。赤紫色や白色が、波長のグラフの一直線上に無いことを実験で確認すると、物理学者は、赤紫色や白色が見えている自分がおかしくないか、心配になって病院へ直行します。物理学者とはそういうものです（実際には、それだけ、生真面目な物理学者は、あまりいないようです。そんな物理学者が多ければ、もう少し面白い世の中になっていたかもしれませんが、今はそんな物理学者が生きていきにくい環境で、すでにほとんど絶滅状態です）。

実は、今、すごくいいヒントを出したのですが、わかりましたか？　もう一度、右の段落をよく読んでみてください。実は、波長グラフのどこにもでてこない赤紫色や白色が見えるなんて、自分の目か頭がおかしいのです。病院で精密検査なんてされると、「あなたの色分解能力は、ボロボロです。すぐに、交換したほうがいいですよ」なんて、言われかねないのです。

実際にそうやって、交換されたスペクトロメーター君を私は、何度も見てきました…すみません、人間の話とスペクトロメーター君の話を混同してしまいました。一応、断っておくとスペクトロメーター君というのは、外国人ではなく、計測器の名前です。こいつは、光がどんな波長の光をどれだけ含んでいるか、すぐに見分けてくれるすごい奴なのです。あっ、すみません。また、やってしまった。物理学者は、よく装置や計算機を人だと勘違いして「君」づけで呼んでしまうのです。

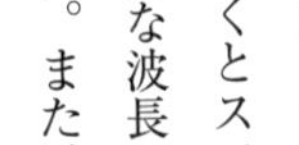

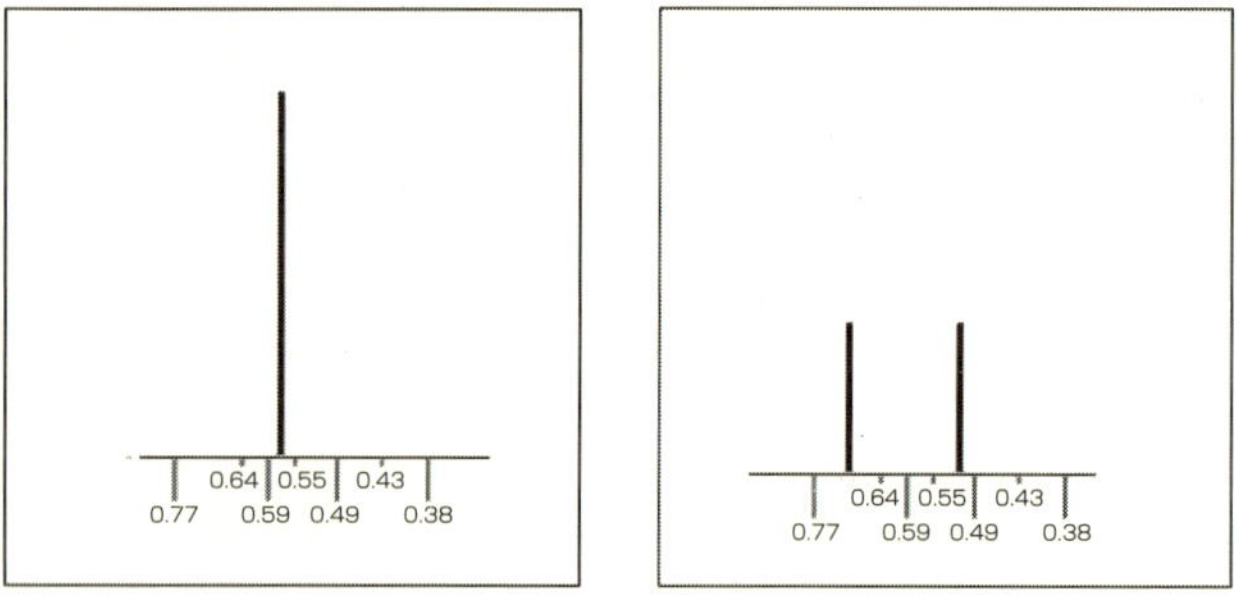

0.57 μ m（黄色）のみの場合

0.8 μ m（赤色）と 0.5 μ m（緑色）が混合されている場合

図 23 スペクトロメーターの「黄色」の見え方

0.57 μ m（黄色）のみの場合

0.8 μ m（赤色）と 0.5 μ m（緑色）が混合されている場合

図 24 人間の「黄色」の見え方

だって、彼らの気持ちや機嫌がわからないと、研究が進まないので…。

つまり、何が言いたかったというと、スペクトロメーターで光を見ると、三原色なんて無いのです。光とは、様々な色とは、波長の組み合わせでしかありません。色なんていい加減なもので、光を測ることはできないのです。赤紫色や白色よりわかりやすい例で説明をして見ましょう。

黄色は、光の波長で〇・五七マイクロメーターですが、〇・八マイクロメーターの赤色と〇・五マイクロメーターの緑色の光を足しても、同じように黄色になります。もちろん、スペクトロメーター君には、その二つは、全く違う色に見えています。スペクトロメーター君の見えている色を書いてみます。ちょっと待っていてください。図23がスペクトロメーター君の見えている色です。

しかし、これが、私には、図24にしか見えないのです。困ったものですね。

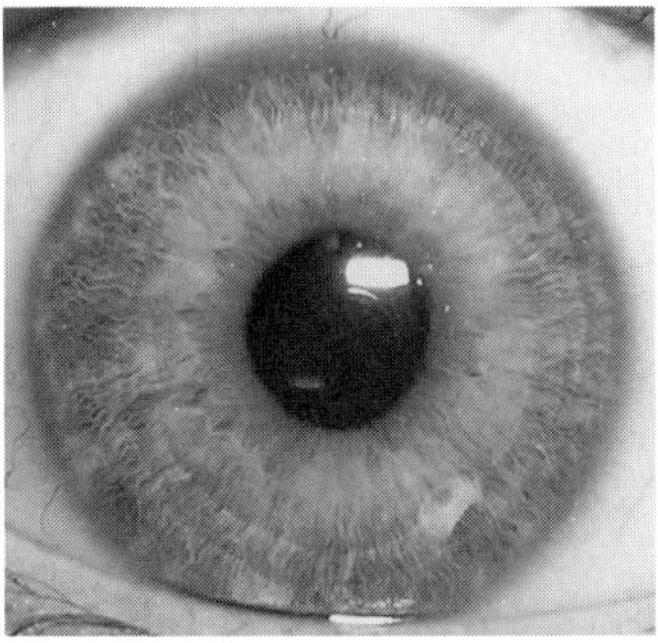

図25 瞳孔と虹彩
（フリー百科事典『ウィキペディア』、「虹彩」より）

人間はどのようにして色を見ているのか？

三原色とは、何だったのでしょうか？　どうも、スペクトロメーター君と私達？　は、色の見え方が違うようなので、まずは、私達が、どのようにしてものや色を見ているか、少し勉強してみましょう。

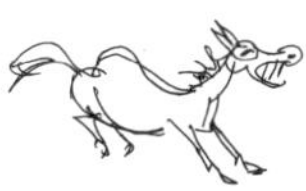

まず、光は、瞳孔（黒目の中心にある、真っ黒なところ）を通って目に入ってきます。白人系の人たちには、青い目の人が多いですが、瞳孔は、黒です。色がついているのは、瞳孔といわゆる白目の間の虹彩の部分です。瞳孔が黒いのは、小さな穴が開いている全く隙の無い箱の中を覗くのと同じ仕組みで黒い色の幕があるのではなく、中から出てくる光が無いからです。

瞳孔を通過した光は、水晶体を通っていきます。水晶体は、いわゆる凸レンズと同じで、光を屈折させ、焦点を合わせる機能を果たしています。つまり、水晶体の周りの筋肉を収縮させたり、伸ばしたりすることで、水晶体を厚くしたり、薄くしたりして、カメラのレンズによる焦点調整と同じことを実現しているのです。

近視の人は、この水晶体の周りの筋肉が強張って、水晶体が薄くならなくなってしまった状態なのです。また、水晶体は、その後ろに続く硝子体と同じく、その名前のとおり無色透明で、光をスムースに目の奥に導くのが仕事です。したがって、水晶体や硝子体が灰白色に濁ったり、変質した部分ができたりすると、白内障や飛蚊症などの病気になり、視覚が著しく機能低下することにつながります。

硝子体を通った光は、目の奥の壁、網膜に到達します。この網膜は、図27のように棒状のものがびっしりと詰まっています。そうそう、これは、写真といっても通常の顕微鏡じゃなく、前にお話した電子顕微鏡の写真です。大きさは、棒の高さが約四〇マイクロメーターになります。

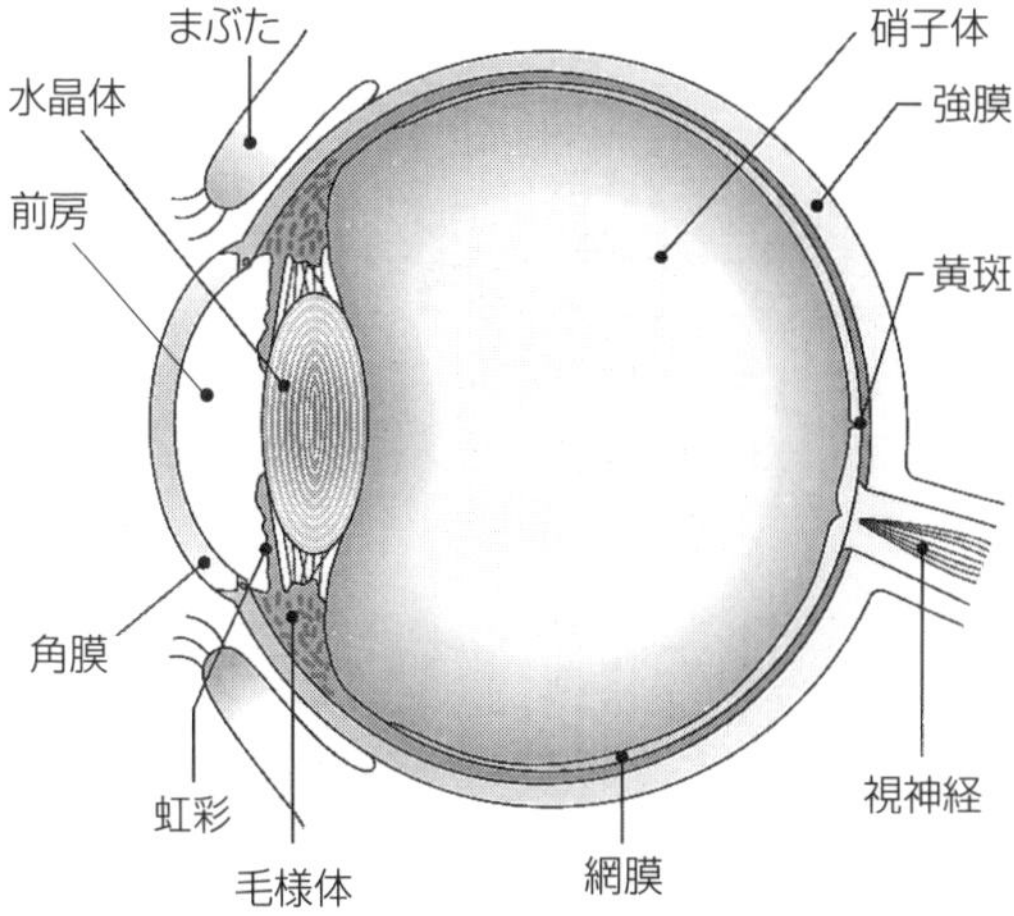

図 26 眼球の断面図

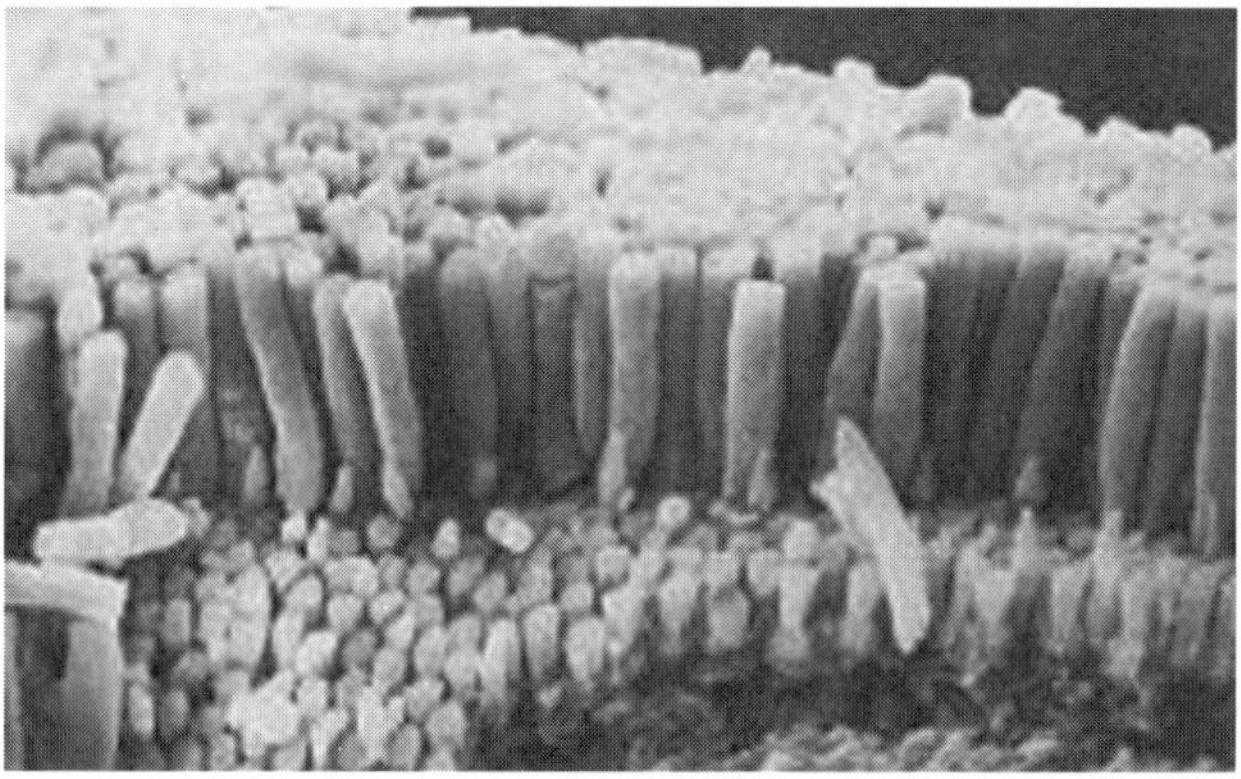

図 27 網膜の桿状体細胞の電子顕微鏡写真

（『ストライヤー生化学』第４版 W.H.Freeman & Company, 1996 年）

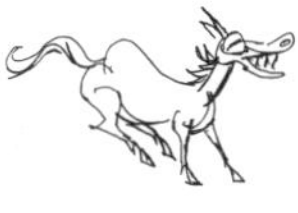

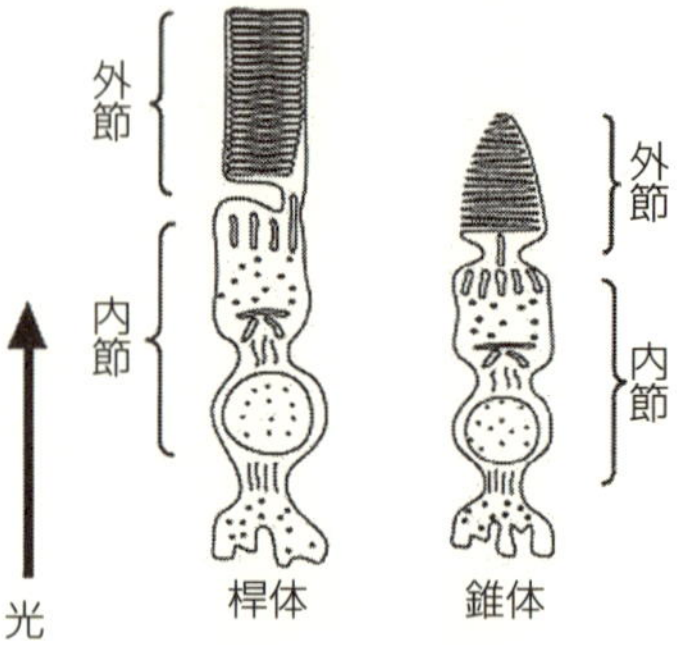

図 28 桿体細胞と錐体細胞
（提供：今本泰氏）

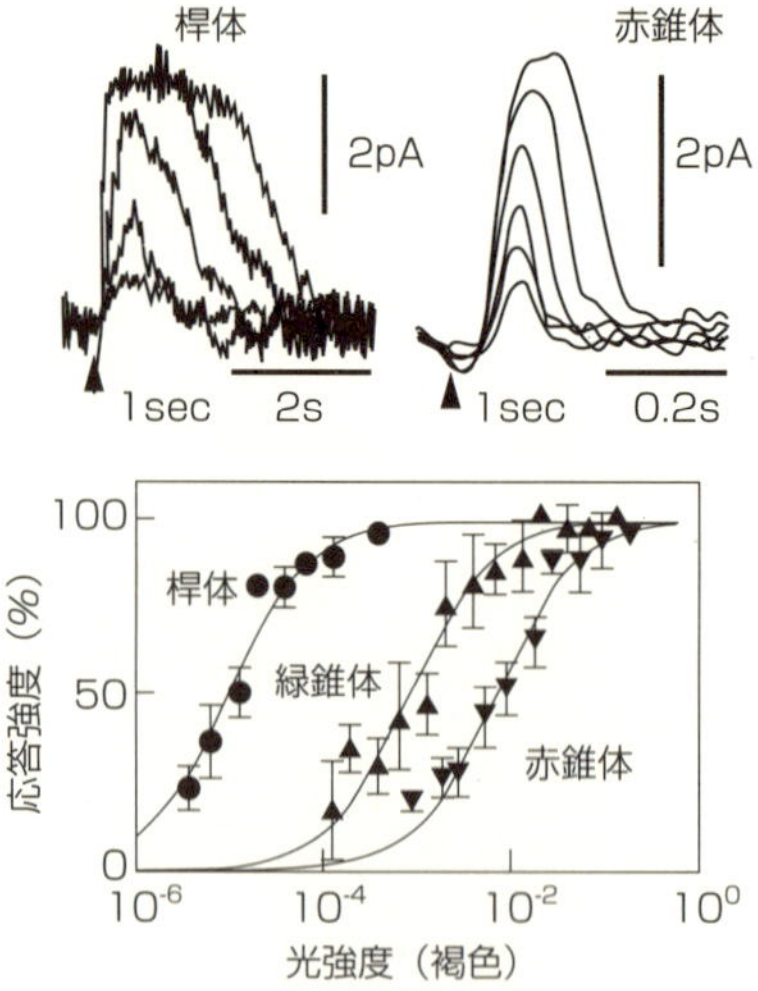

図 30 視細胞の反応
（PNAS 98：14044-49（2001）図 1 より改変）

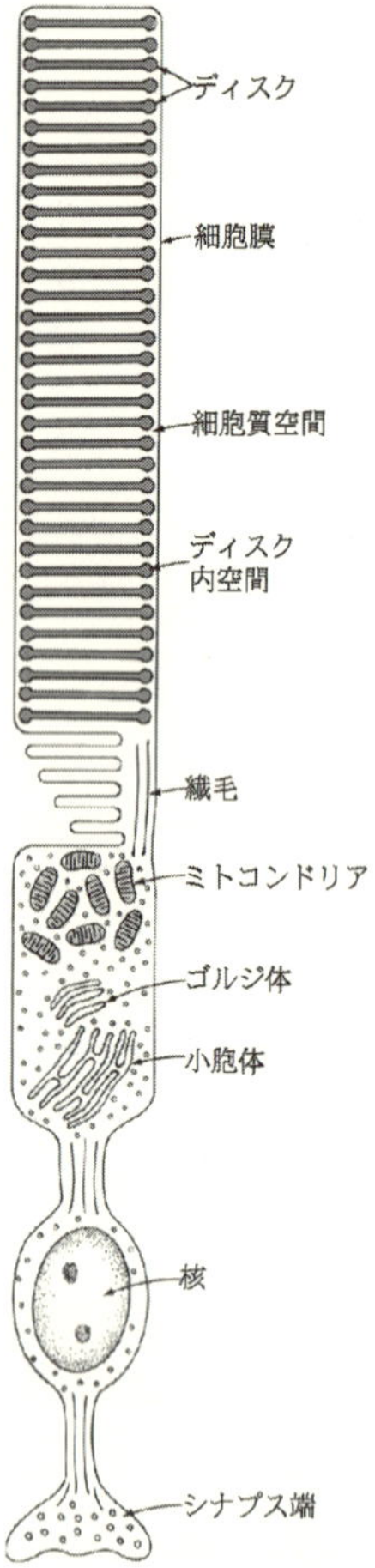

図 29 視細胞の模式図
（『ストライヤー生化学』第 4 版
W.H.Free & Company, 1996 年）

さらに、この一本、一本を拡大してみましょう。図28が網膜の棒の二種類を拡大したもので、視細胞と呼ばれています。視細胞には、錐体と桿体という二種類が存在します。錐体細胞は、六〇〇万個で、黄斑部の中心に多く存在しており、桿体細胞は、一億二〇〇〇万個もあり、網膜周辺に多く分布しています。

次にもう少し、その視細胞を拡大してみましょう（図29）。学校で習ったことのあるミトコンドリアやゴルジ体などが並んでいますね。生き物なので、これもすべて重要なのですが、光が網膜にまで到達してきて、どこで光を感受、つまり、吸収するかというと、ディスクと書かれた部分なのです。このディスクの中に何があるのか？　簡単に言うと太陽電池みたいなものがあるのです。「え～、目の中で電気が作られているって、危ないのでは！」という声が聞こえてきそうですが、正座を長くしていたり、肘《ひじ》を机の角にぶつけたりすると電気を感じませんか？　そうです、人間は、発電する能力を持っているのです。

また、ちょっと言い過ぎてしまいましたね。発電といっても非常に小さな電圧、非常に小さな電流です。もちろん、電子レンジを動かすことも、クーラーを動かすこともできません。正座などの痺れが電気の一種だというのも演出が過ぎましたね。

指を動かしたり、熱いと思ったり、痛いと思ったりするのは、すべて神経が頭に情報を伝えているからだ、というのは、皆さん知っていますね。その情報を伝えるときに、電気が使われているの

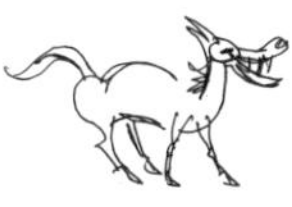

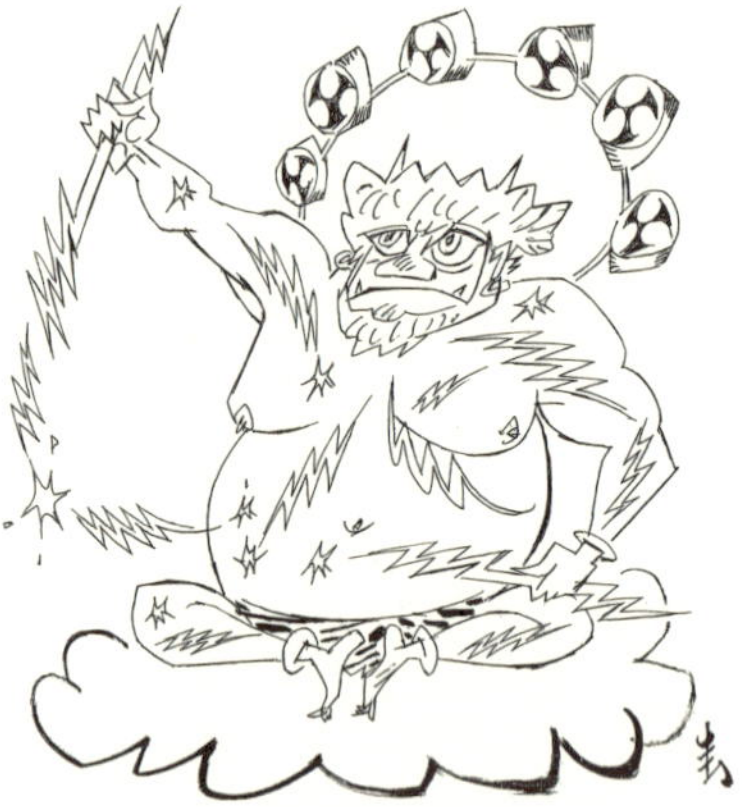

図 31　人間の体の中には電気が走っている!?

です。神経は、そういう意味で電話線や送電線みたいなものです。今風に言うとInternetのネットワークと言ったほうがいいかもしれません。といっても、当のInternetは、ほとんど光になってしまって、電気で情報を送るところが減ってきているので、やはり、電話線や送電線の方がしっくりくるかもしれませんが…。

また、寄り道をしてしまいました。ディスクの中に太陽電池があるという話でしたね。そうです。人間は体のいたる所で電気を生み出し、神経に乗っけることで情報を脳に送っているのですが、この視細胞のディスクは、唯一、光を電気に変える能力を持っている部分なのです。体の中は真っ暗ですから、そんな機能を目以外の体の中の細胞が持っていても無意味なので、当たり前といえばそうですが…。

念を押しておきますが、太陽電池といっても、他の細胞と同じで神経に情報を送るだけの機能しか持っていないので、非常に小さな電圧、非常に小さな電流です。このディスクの中身をもう少し見てみると、実は、「色」の秘密が見えてくるのです。まずは、ディスクの中身から（図32）。

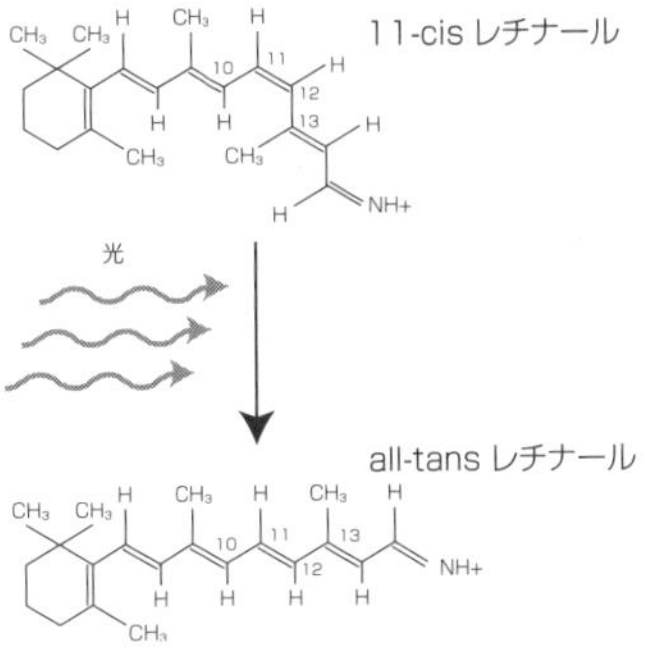

図 33 レチナールの構造

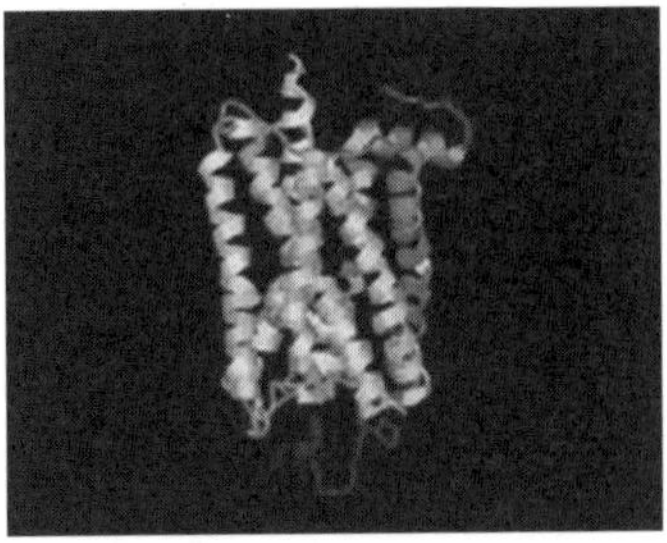

図 32 オプシン

いきなり、ちょっと拡大しすぎましたね。これは、ディスクの中身あるオプシンというたんぱく質です。そして、このオプシンの中心部にまるで籠の中の小鳥のように白く見えるのが、レチナールというビタミンA誘導体（ビタミンAから作られる物質）です。レチナールの構造はビタミンAと非常に良く似ており、実際にビタミンAから作られます。ビタミンAが不足すると鳥目になるのは、レチナールが不足するためです。また、このレチナールは、光（可視光）を吸収する機能を持っています。レチナールが光を吸収した後、どのようなことが起こるかを見て行きましょう。

　図33を見て下さい。初め（光を吸収する前）、レチナールはオプシンの中で一一番目の炭素がねじれた構造をとっています。これに光を吸収すると、全ての共役炭素の所がまっすぐに伸びた構造に変化します。この間わずか二〇〇フェムト秒（二〇〇兆分の一秒）（現在確認できているもっとも速い異性化反応）であり、これは光が真空中をわずか〇・〇六ミリメート

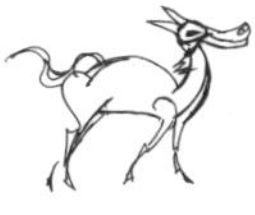

ルだけ伝わる時間です。この「光」を吸収したとき、このレチナールがオプシンの籠から飛び出していき、その後、オプシンが電位変化を作り出し、視神経に電流を流すのです。レチナールは、再利用されるとはいえ、このように飛び出していくので、ビタミンAを常に補給し、レチナールを再生産していかないと目が悪くなるのです。

実際にレチナールが吸収する波長は、三八〇ナノメートルの光（＝紫の光）ですが、オプシンとのつながり具合の違いで、吸収する光の波長が異なり、四一九ナノメートル、四九八ナノメートル、五三一ナノメートル、五五八ナノメートルの四つの種類に分かれています。そして、四九八ナノメートルの光を吸収するものをロドプシン、四一九ナノメートル、五三一ナノメートル、五五八ナノメートルの光を吸収するものをフォトプシン（青色感受性色素、緑色感受性色素、赤色感受性色素）と呼んでいます。ロドプシンは、一億二〇〇〇万個の桿体に、三種類のフォトプシンは、それぞれ数百万個ずつに分かれて錐体細胞に入っています。これが、それぞれの光を吸収したときに視神経に電気を流すことが視覚の起源なのです。フォトプシンは、それぞれ数百万個の錐体細胞に入っている、と言いましたが、青色感受性色素一に対し、緑感受性色素は、その一六倍、赤感受性色素は、その三二倍にもなることが、分かってきています。

実は、桿体に入っているロドプシンは、明暗を判断するのに使われ、錐体に入っている三種類のフォトプシンは、色を判断するのに使われています。なぜ、光が三原色か？ なぜ、赤、緑、青なのか、分かったでしょうか？ そうです、それは、私達人間が青色感受性色素、緑色感受性色素、赤色感受性色素を視細胞に持っているからです。光自身にとっては、三原色なんて全く意味の無いことなのです。だから、スペクトロメーター君との色の話で食い違いがでてきたのです。もちろん、スペクトロメーター君だけでなく、いろいろな動物と会話するときには、この点には特に注意を払っておく必要があります。ニワトリは四原色ですし、ヤツメウナギは一原色、つまり、明暗のみしか見えませんので…。

ロドプシンも色が分かるのだから人間も四原色になればいいのにと思われる方もいるかもしれませんが、実は、このロドプシンは、フォトプシンと比べると網膜全体に分散していて、ある注目点でしっかり見えなかったり、時間的な変化についていくのが遅かったり、特徴の違いが多すぎるので、仲間はずれになっているようです。

せっかくなので、各感受性色素が、どんな波長の光を、どれだけ吸収するかを紹介しておきましょう。各感受性色素がどんな波長の光をどれだけ吸収するか、つまり、どれだけの電流を流すかを表したものが、72頁の図35のグラフです。

グラフの破線、実線、一転鎖線は、それぞれ青色感受性色素（青錐体）、緑色感受性色素（緑錐体）、赤色感受性色素（赤錐体）の光の吸収のしやすさを表しています。実際に、赤色感受性色素は、「赤」と呼ばれているにもかかわらず、赤には程遠く、黄緑色に対して最も感度が高くなっていま

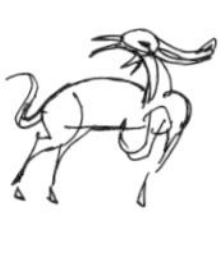

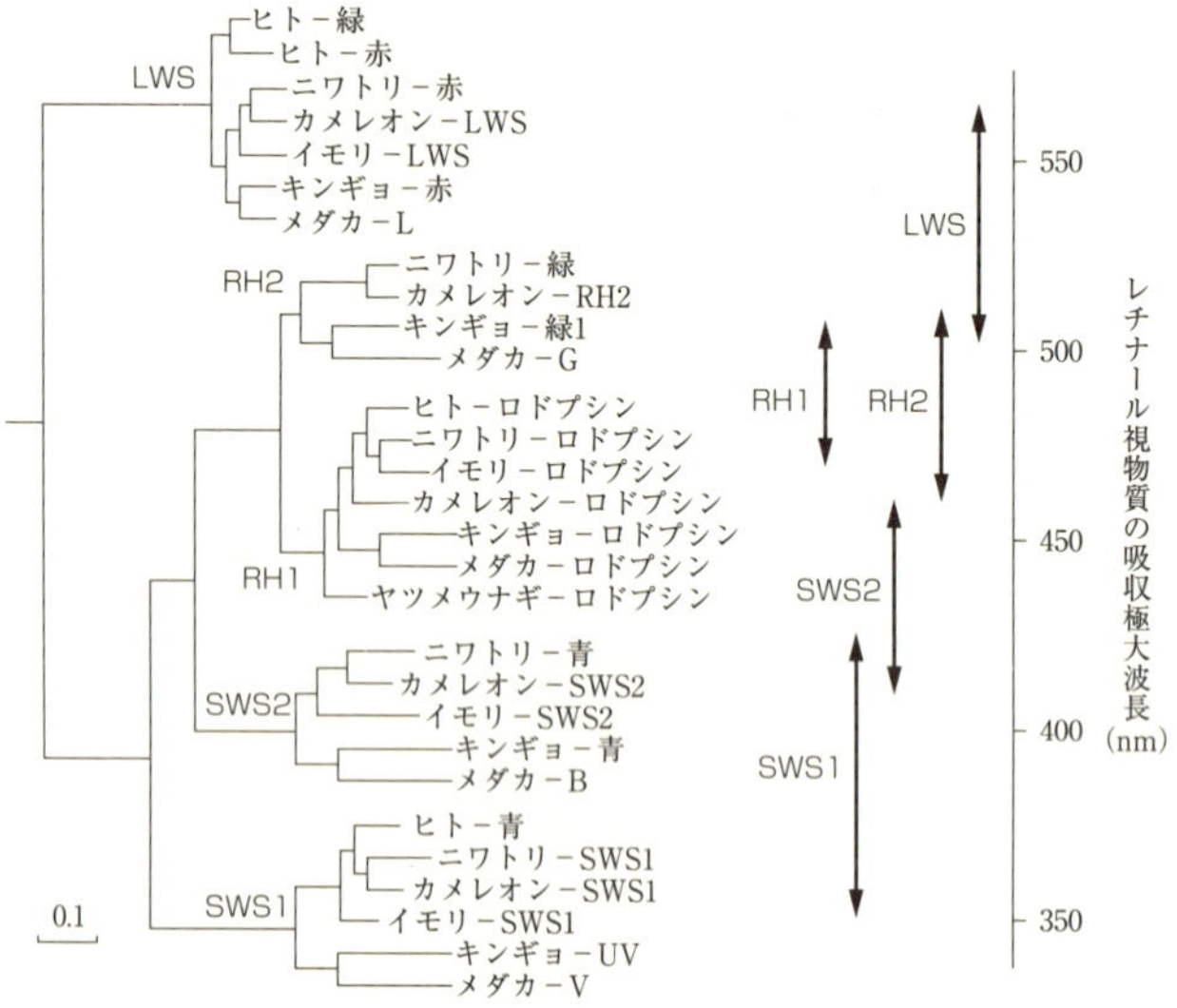

図 34 レチナールが吸収する波長

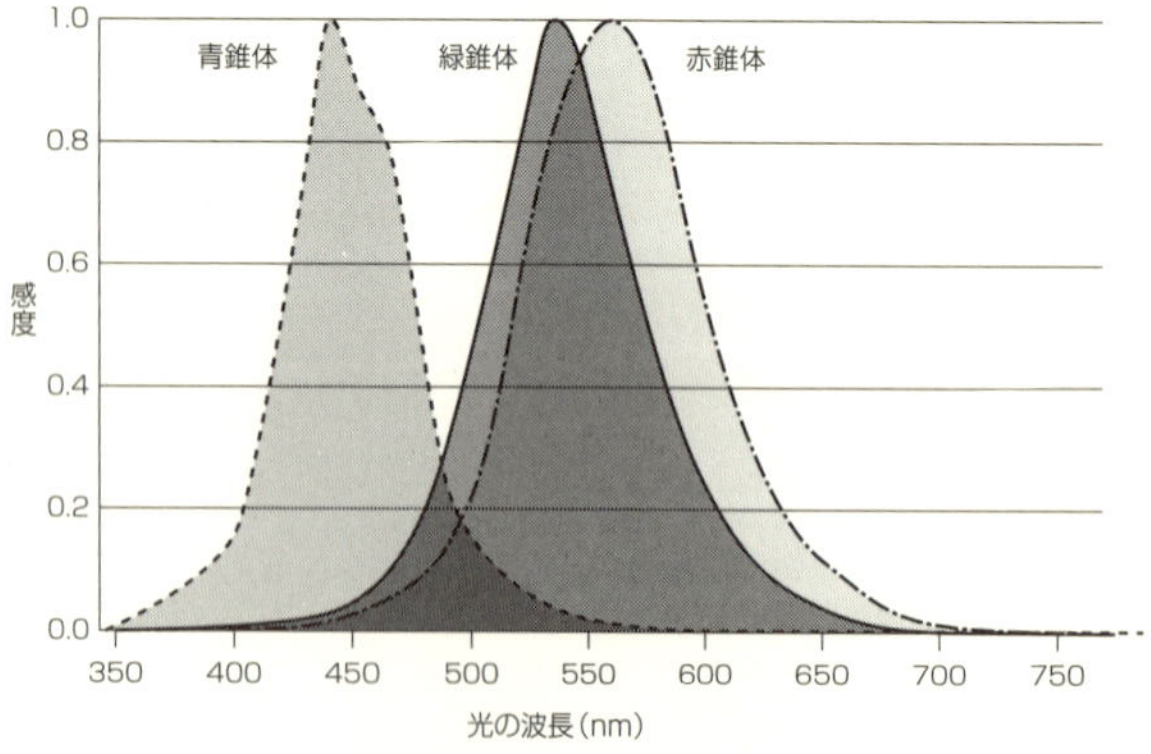

図 35 感受性色素の感度

す。

よく見てみると、青色感受性色素も青というよりは紫の感度が最も良く、そういう意味では、光の三原色は、紫、緑、黄緑になってしまいますね。

なぜ三原色は、赤・緑・青？

では、なぜ、三原色は、赤、緑、青になったのか？ それは、少し、歴史の話にも絡んでくるので、ここで紹介しましょう。

まず、色の歴史全体の流れからすると、この本の最初にも触れたように、一六六八年にニュートンが、プリズムの実験で、白色光に多種類の単色光が混ざっていることや、単色光を混ぜると特定の色を作れることを明らかにしたのが始まりです。ちなみに、絵画を描くときに絵の具を混ぜ合わせて、様々な色を作り出しますが、絵の具の混ぜ合わせについては、一六六八年よりはるか昔、誰が発見したのかが分からないぐらい昔から知られていたようです。

その後、「単色光を混ぜると特定の色が作れる」という事実から、「いくつの、どの単色光からすべての色が作り出せるのか?」、「単色光の中で基準となる色は、何か?」などが、科学者の間では大きな話題になりました。しかしながら、色に関する考察は、どれも決定打に欠き、それから一五〇年ほどは、色に関しての研究は停滞し、光に関する物理的な波の性質の研究が進みました。

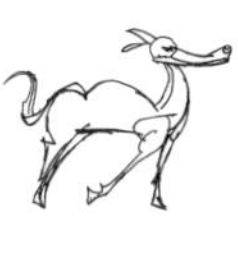

そして、一八〇一年にヤングという科学者が、「人間の目の奥に視神経という赤・黄・青の三色を感じる神経があって、すべての色はこの三つの神経の刺激の割合で知覚される」という三色説を提唱しました。

ところが、当時、絵の具などの色の混合は簡単に再現することができましたが、色光の混合実験は難しかったので、色光の混合であるこの三色説は、実験が十分にできず、受け入れられませんでした。また、その翌年にヤング自身が三色の色を赤・黄・青ではなく、赤・緑・藍であると訂正をしています。この事実からも、何を原色とするかは、わりと、恣意的に決められてきたことが分かると思います。

この頃すでに、光は波であることが常識とされており、光の色は、波の振動と関係をしていて、虹で見える光のスペクトルは、それが波長の順番に並んでいる、という程度のことは、想像されていました。したがって、その両端（赤、青）と真ん中あたり（黄もしくは緑）を原色としたのではないかと思われます。

マックスウェルは、一八六〇年に三色フィルタを使って、実際に三色の光の混合でさまざまな色が作れることを実証し、一八六九年には、ヘルムホルツがヤングの三色説を視細胞と関連付けて、生理学的かつ定量的に説明しています。赤・緑・青が光の三原色であることは、こうして市民権を得たのです。

赤・緑・青が光の三原色であることは、現在分かっている視細胞の光感度からではなく、この時点での推測によるもので、あくまで仮説に過ぎません。実際に視細胞の光に関する感受関数が計測されたのは、一九六〇年代、つまり、ヘルムホルツの仮説から一〇〇年以上後のことです。そして、その一昔前の一九三一年に国際照明委員会（ＣＩＥ）という国際機関が、混色を数値で表現するシステムを確立しました。先にこのシステムについて説明します。

　このシステムは、任意の色の光を三原色の光の混合により作り出し、すべての色に対して三原色の光の混合比率を決めてしまおう、という、壮大な計画を実行するためのものです。どのような方法で決定するかというと、まず、混合して作りたい色の光をテスト光として、真っ白な四角柱の斜め下半分を照らすようにします。そして、斜め上からは、三原色の光を混合した光で四角柱を照らします。それを円状のスリットから眺めると、図36の右側のように、上下に色の違う半円が重なったような絵が見えるのです。三原色の光の混合比率を変化させ、円の上下が全く同じ色に見えれば、混色が成功したことになり、そのときの混合比率を記録するのです。

　テスト光を変えて、あらゆる光に対して、同じ操作を行えば、どんな色の光も三原色の光を混合すれば、作り出せることが分かるようになりました。ちなみに、国際照明委員会では、赤（七〇〇ナノメートル）・緑（五四六・一ナノメートル）・青（四三五・八ナノメートル）を、独立な三色として採用し、膨大な実験を行いました。その結果が図37のグラフです。任意の波長の光と同じ色の光を作

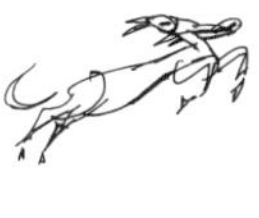

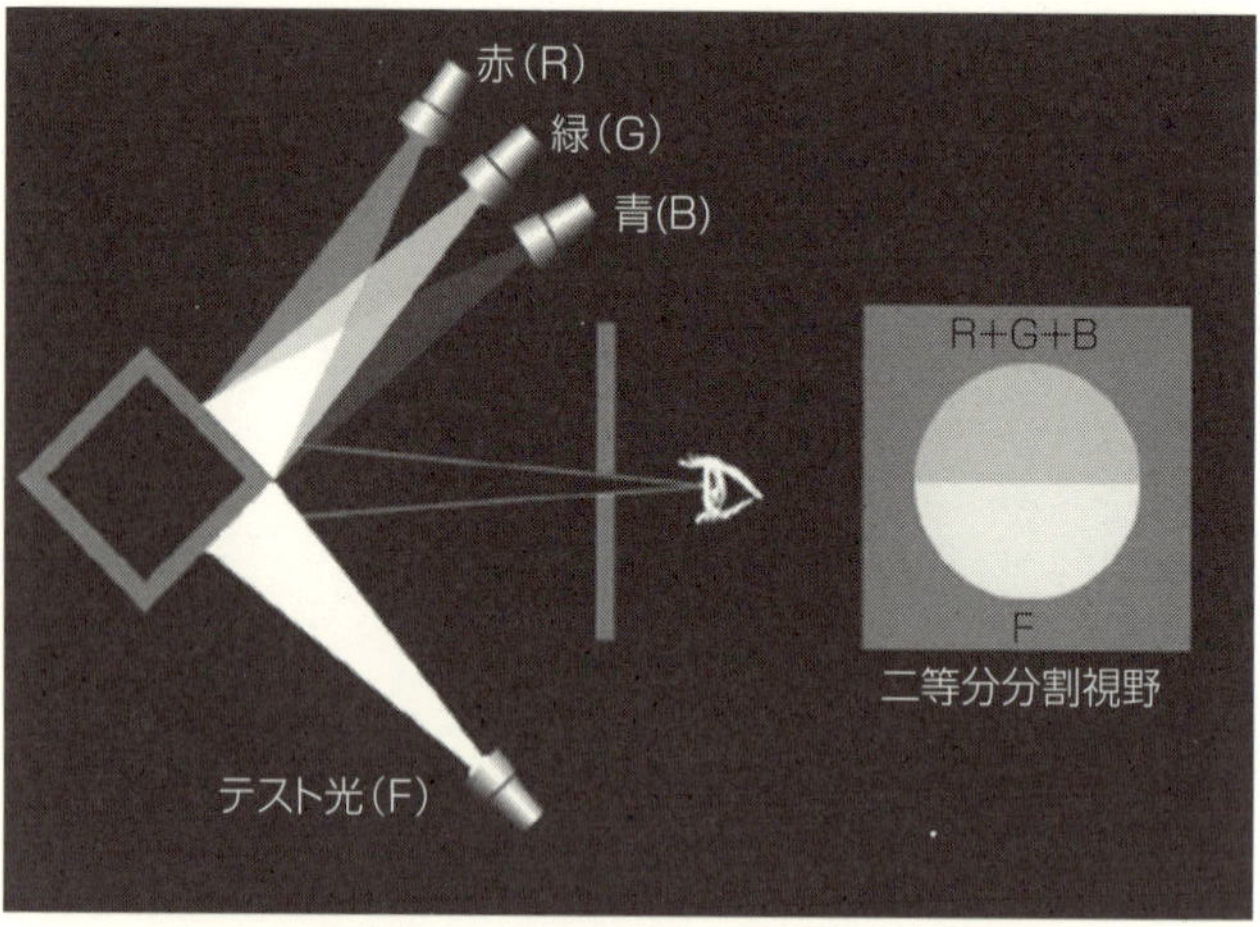

図 36 等色関数を測定する装置（提供：スタジオ・アーク）

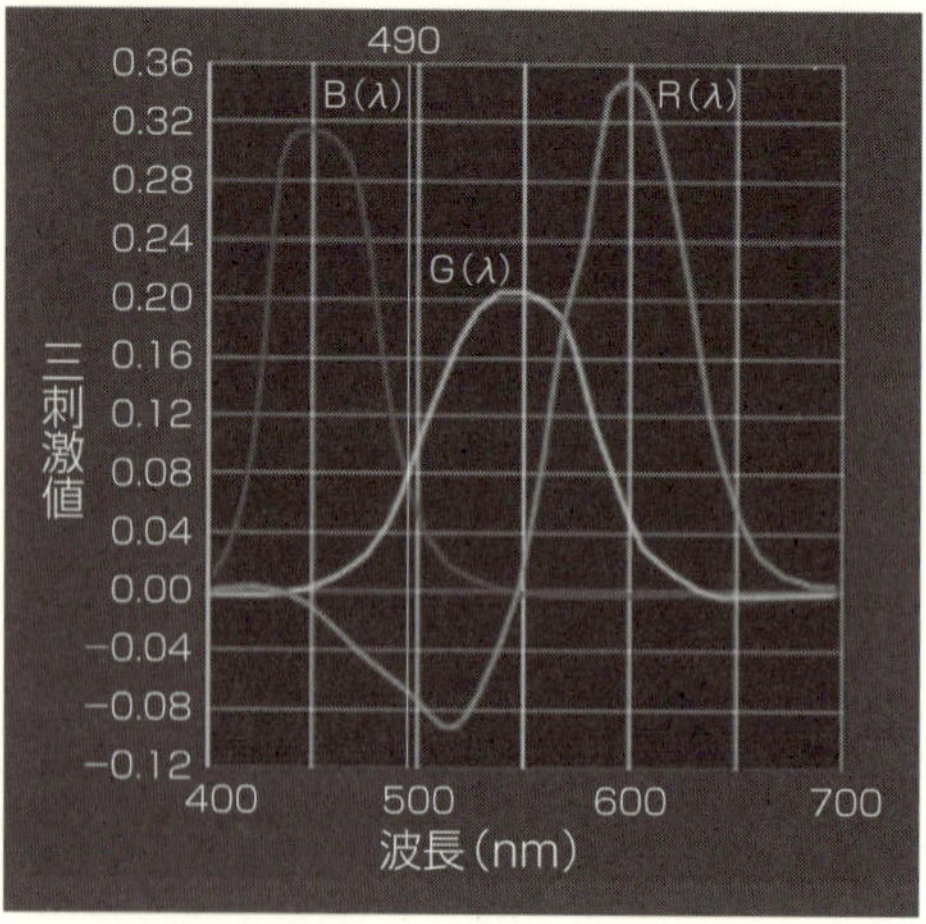

図 37 単一波長の光に関する等色関数（提供：スタジオ・アーク）

るために、赤（七〇〇ナノメートル）・緑（五四六・一ナノメートル）・青（四三五・八ナノメートル）をどれだけの割合で混合すれば良いかを、R（λ）、G（λ）、B（λ）は、表しています。そして、この曲線は、その意味どおり等色関数と呼ばれています。

図37のグラフで六〇〇ナノメートルの単色光は赤の光の量が〇・三五、緑の光の量が〇・〇五、（青の光の量が〇・〇）だと同じ色に見えるということになります。この三種の光の量の値を三刺激値（Tristimulus Value）と呼びます。例えば六〇〇ナノメートルの単色光の三刺激値RGBは、R＝〇・三五、G＝〇・〇五、B＝〇・〇といえます。

グラフをよく見ると、五〇〇ナノメートル付近でR（赤）の値が負になっています。これは、このあたりの色を赤（七〇〇ナノメートル）・緑（五四六・一ナノメートル）・青（四三五・八ナノメートル）の光で組み合わせて作ろうと思っても、作り出すことができないということを表しています。つまり、五〇〇ナノメートルの光は、赤（七〇〇ナノメートル）・緑（五四六・一ナノメートル）・青（四三五・八ナノメートル）の三種類の光の合成では、作ることができないのです。四九〇ナノメートルの光に赤を足した光の色と、緑（五四六・一ナノメートル）と青（四三五・八ナノメートル）を同じ量だけたした光の色が等色になるのです。式で表すと次のような形になります。

testcolor（五〇〇ナノメートル）＋R＝G＋B

また、実際の世の中は、白や赤紫のように単一波長の色だけではありません。このような色に対

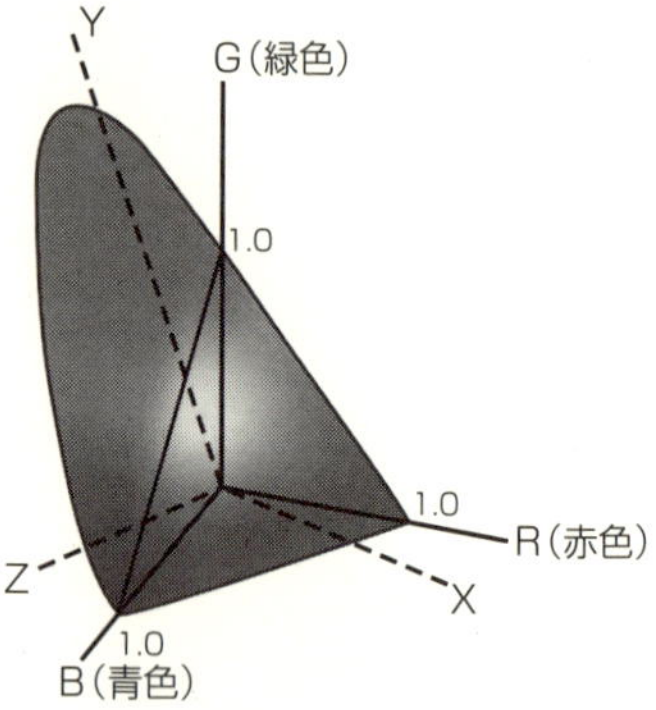

図38 ＲＧＢ表色系（三次元）
（岡部正隆、伊藤啓「色覚の多様性と色覚バリアフリーなプレゼンテーション」より（『細胞工学』vol.21 No.8 2002 秀潤社））

しても、76頁の図36で説明したシステムは、そのまま応用できます。図38は、その結果です。

先ほどの光の単一波長に関する等色関数グラフ（図37）は、ここでは、（R, G, B）＝（0.0, 0.0, 1.0）（四〇〇ナノメートル）から時計回りで円弧状に（R, G, B）＝（1.0, 0.0, 0.0）（五五〇ナノメートル）を通り、（R, G, B）＝（1.0, 0.0, 0.0）（七〇〇ナノメートル）の半円の円周部分に対応します。そういった意味で見ると、赤紫（半円周の下弦）や白（半円の中心）だけでなく、ほとんどの色（半円の内部の色）は、単一波長の光だけでは表現できないことが一目瞭然です。ちなみに、半円の下弦の赤紫の部分は、純紫軌跡と呼ばれ、円周にあるにもかかわらず、単一の波長の光では、その色が出せない部分になります。（R, G, B）＝（1.0, 0.0, 0.0）（四〇〇ナノメートル）、（R, G, B）＝（0.0, 1.0, 0.0）（五五〇ナノメートル）、（R, G, B）＝（1.0, 0.0, 0.0）（七〇〇ナノメートル）の三角形の部分からはみ出すところは、RもしくはBが負の数になります。つまり、先ほどお話した赤（七〇〇ナノメートル）・緑（五四六・一ナノメートル）・青（四三五・八ナノメートル）の三種類の光の合成では、作ることができない色になるのです。青～緑にその領域が非常に多いことが分かると思います。つまり、三種類の光の合成では、青～緑の色表現は、非常に制限されているということです。

実は、この問題は、ＴＶやＰＣモニタに大きな影響を与えています。ＴＶやＰＣモニタは、できるだけ自然の色をすべて表現したいと思って作られているはずですが、実際には、予算や装置の規模の関係で、無限の種類の光を発生させることができる装置やインクを使えるわけではありません。実際にＴＶやＰＣモニタなどでは、三原色を出す光源のみを使っています。したがって、先ほどの、青～緑の領域は、画面上で発色させようが無いのです。どんなに美しい自然をカメラにおさめてもその感動が伝わらないのは、この色表現の欠落が問題なのかもしれません。

現在のＴＶは、ハイビジョンなどで、空間分解能をより細かく（現在の通常画面の四倍以上）したり、時間分解を速く（一秒間に三〇コマから六〇コマ）したりして、より綺麗な映像を記録、表示させようとしていますが、ひょっとすると将来は、青緑色の光源を混ぜた四原色カメラやＴＶが登場してくるかもしれませんね。

立体は、なぜ立体に見えるのか？

前の節までは、色彩をテーマにして視覚の不思議についてお伝えしましたが、人間の視覚には、まだまだ不思議なことがあるのです。色の話と同じで、人間にしかなったことがない人（人間以外になった人がいたら、是非連絡ください）には、普通は当たり前と感じられることばかりですが、実は、

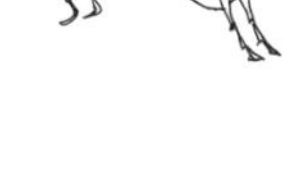

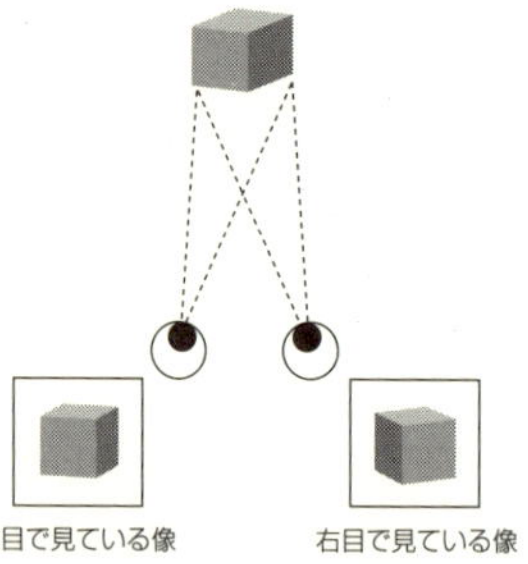

図 39 立体視の構造

視覚には奥が深いことが結構多いのです。まずは、「立体は、なぜ立体に見えるのか?」からです。

「立体は、なぜ立体に見えるのか?」、道行く人に突然そんな質問をすると、あまりに当たり前の質問で面を食らってしまう人がほとんどでしょうが、この本をここまで読んでくださった皆さんは、もう慣れてしまっていますよね。

実は、立体に見えると一言に言っても、様々な方法を複合して立体を認識しているのです。立体認識の方法を大きく分類すると、二つの要素に分けられます。一つは、生理的立体視要素と呼ばれ、目の機構そのものとそれに関連する要素です。もう一つは、感覚的立体視要素と呼ばれ、人間の脳内の知識処理にかかわる部分です。まず、生理的立体視要素から説明していきましょう。

生理的立体視要素

1. 両眼輻湊《ふくそう》…視線の交差角、つまり眼球の回転角の変化

眼球回転角制御で、距離が認識されます。近くのものを見ると黒目が内側に寄り、遠くであれば、黒目は中心に戻りますね。しかし、実際には二メートル以上離れ

たものを見るときには、ほとんど目が平行になってしまいますので、非常に近い距離で有効に働く要素です。

2. 両眼視差…左右の目に映る二つの像の違い

対象物が立体であれば、両眼の視線角度の違いにより、それぞれの眼が見ている像には、差が生まれるはずです。この両眼の像の差から、立体が認識されます。もちろん、平面であれば、両眼の像には、差が生まれないはずです。

3. 焦点調節…焦点を合せる為のレンズの厚さの変化

目のレンズの厚さを制御することで、距離が認識されます。近くのものと遠くのものを、同時にはっきり見ることはできませんね。それは、目だけでなく、カメラも同じです。写真でも、近くのものと遠くのものを同時に写すときは、どちらかに焦点を合わせなければなりません。その焦点の機能を使って、対象がどれぐらい遠くにあるのかを認識しているのです。近視の人は、このレンズ厚調節機能が低下し、遠くの距離に対して、適切な焦点調節ができなくなっています。

4. 運動視差…目に写る像の移動による時間変化

移動により目に写る像が変化していくことで、立体を認識します。視点や体を動かして物を見ると、遠くのものはあまり見える場所が変化せず、近くのものは大

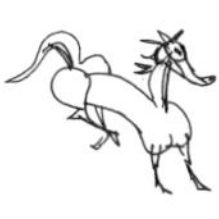

きく場所が変化します。立体視にはこの違いがうまく利用されています。電車や車から距離の近い電信柱は、すぐに場所が変わってしまいますが、遠くのビルやさらに遠くの雲や山々は、どんなに車を飛ばしても、ほとんど場所が動いているように感じないはずです。

※ これらの生理的要素は、基本的には、物体と目の間の距離を測るメカニズムです。当然、距離が離れるに従い、すべての生理的要素の測距精度は低下してきます。そして、測距精度低下に伴い、次に説明する感覚的要素が大きく支配してきます。

次に、人間の脳内の知識処理にかかわる感覚的立体視要素について説明していきます。

1. 大　小　…小さい物は遠くに、大きい物は近くに感じる。
2. 上　下　…上にある物は遠くに、下にある物は近くに感じる。
3. 粗　密　…密集した所は遠くに、粗い所は近くに感じる。
4. 運　動　…遅く動く物は遠くに、速く動く物は近くに感じる。
5. 遮《しゃ》　蔽《へい》　…重なり隠れる物は遠くに、隠す物は近くに感じる。
6. 明　暗　…暗い所は遠くに、明るい所は近くに感じる。
7. 鮮　明　…霞んだ所は遠くに、鮮明な所は近くに感じる。

8．陰　影　…影（光源）の位置による距離の判断。
9．濃　淡　…淡い色は遠くに、濃い色は近くに感じる。
10．色　相　…寒色は遠くに、暖色は近くに感じる。

実際には、もっと多くの感覚的立体視要素があるのかもしれませんし、個人によってその効果の大きさは、まちまちだと思います。生理的立体視要素といったものも、実際には人間の脳内の知識処理とは全く無関係ではなく、その意味では、すべて感覚的立体視要素と考えた方がよいのかもしれません。

結局は、実際にものを見るということは、過去の経験から訓練された脳内の知識処理を利用しなければならないということになり、「色」と同じく、非常に個人的なもので、互いに共有することが難しいと考えたほうがいいかもしれません。

さて、このような立体に見えるための要素・方法を逆手にとることで、実際には平面の像でも立体に見せることが可能になります。東京ディズニーランドやユニバーサル・スタジオ・ジャパンなどの施設に、必ずといっていいほどあるバーチャルリアリティー映像ホールが、まさにそれを応用したものなのです。

これらバーチャルリアリティー映像ホールでの立体視の方法は、主に生理的立体視要素の両眼視

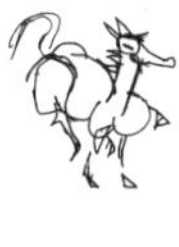

差を利用したものが多いのです。つまり、バーチャルリアリティー映像は、右目用、左目用にそれぞれ少し視点をずらした映像・画像（＝視差像）を作成し、それらを、それぞれの眼にだけ見えるようにすることで、立体視を実現させているのです。少し角度をずらして撮影した二枚の写真を横に並べて置き、「写真を重ねるように見られるようになれば写真が浮き出します」と説明したものを雑誌の付録などでよく見かけます。慣れないと結構難しいのですが、実際に慣れてしまえば、簡単に立体に見える人も多いはずです。つまり、視差像さえあれば、特殊な装置なしでも、訓練しだいで、立体に感じることは、可能なのです。

これは、先ほど話をした生理的立体視要素の両眼視差のみを取り入れたものになります。それでは、その他の要素は、どのように関わっているのでしょうか？ バーチャルリアリティー映像ホールでは、着座してほとんど動き回ることができません。そもそも運動視差が、働かない状況なので、さほど違和感はありません。本来立体物を見るときには、自分の運動状態に関わり無く、両眼輻湊や焦点機能は、両眼視差と連動して動くはずですが、バーチャルリアリティー映像ホールでは、平面の像を両眼視差のみで無理やり立体と認識させようとしているので、それらは当然、働きません。

そして、バーチャルリアリティー映像を長時間見たときに、目がくらくらしたり、頭が痛くなったりする、いわゆる「バーチャルリアリティー酔い」は、この両眼視差と両眼輻湊、焦点機能のミスマッチングが原因と考えられています。一方、立体視の映像を作るときに、感覚的立体視要素を十分考慮することで、バーチャルリアリティー酔いを押さえ、より立体感を増すこともできます。

最新の立体装置では、見る人の視点によって映像を変化させ、生理的立体視要素の運動視差を取り入れることで、より本物の感覚に近い立体視を実現しているものも出てきています。

実は、この運動視差は、人間にとって非常に重要な役割をしていることが最近分かってきました。ある科学的な実験で眼球を固定して、人間の視界変化のテストをしてみたところ、途中から被験者の視界が全く消えてしまうことが分かりました。

どうも、人間は、目の中に入ってくる情報のなかでも、変化する部分に特に注目できるようになっていて、何も変わらない部分については、無視して、脳への負担を減らすようにできているらしいことが分かってきました。単に「見る」という行為の中でも通常のカメラやビデオカメラとは異なり、人間は相当複雑な事をしているのです。

さて、ここで少し宣伝です。私、上島が代表を務めている会社、(有)キャトルアイ・サイエンス（http://www.i4s.co.jp/）では、科学や研究に役立つ色々な商品やサービスを提供していますが、実は、「バーチャルリアリティーをもっと身近に！」ということも一つの目標にしています。

そもそもなぜ、「バーチャルリアリティーをもっと身近に！」なんて思ったかといえば、博物館やエンターティンメントパークなどでは、立体視アトラクションが当たり前になって久しいのに、

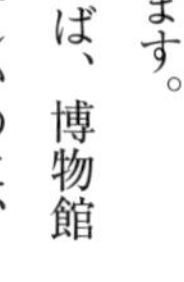

家庭はおろか、研究所でさえ、なかなかバーチャルリアリティーが普及していないのが少し悔しかった、という単純な理由からです。

某研究所の研究員を九年間していたときに、大画面の立体視装置を購入したことがあるのですが、今から六〜七年前で、一億円を超えていました。さすがに、研究に必要だからといって、二つも三つも購入できるはずが無く、クオリティーを維持して、もっと安価なものが作れないかと思い続けていました。

さすがに、現在でも一家に一台という値段までにはなってはいないのですが、七〇インチほどの大画面で立体視を行うのに、ＰＣとプロジェクタがあれば、つまり、自宅にホームシアターを持っている人であれば、三〇万円程度（AdapterVR）、一〇〇インチ以上の大画面でもＰＣとプロジェクタを込みで一五〇万円程度（CompactVR）の価格にまでこぎつけました。六〜七年前の一億円から考えると、三〇〇分の一〜一〇〇分の一の価格です（ご興味のある方は、info@i4s.co.jp までご連絡ください）。

・ＡＶＲ（Adaper VR）　ＡＶＲ－01－Ｓ…三四・五万円
バーチャルリアリティーを投影する時に、ＰＣ、プロジェクタが専用のものである必要はもうありません。つまり、ＰＣ、プロジェクタを郵送する必要はありません。このＡＶＲとシルバースクリーンがあれば、日常使っている自分のＰＣ、会議室・講演会場にあるプロジェクタを使って、そのまま立体視プレゼンテーションが可能になります。

・ＣＶＲ（Compact VR）　ＣＶＲ－01－Ｆ…一五〇・〇万円
バーチャルリアリティーを投影する時、前日の機器郵送や、組み立てを気にする必要はもうありません。付属のノートＰＣと超軽量シルバースクリーンでオール・イン・ワンのモバイル立体視を実現します。もちろん、ノートＰＣは、通常のＰＣを採用しているので、自分のＰＣとして、プロジェクタはホームシアターとしても使えます。

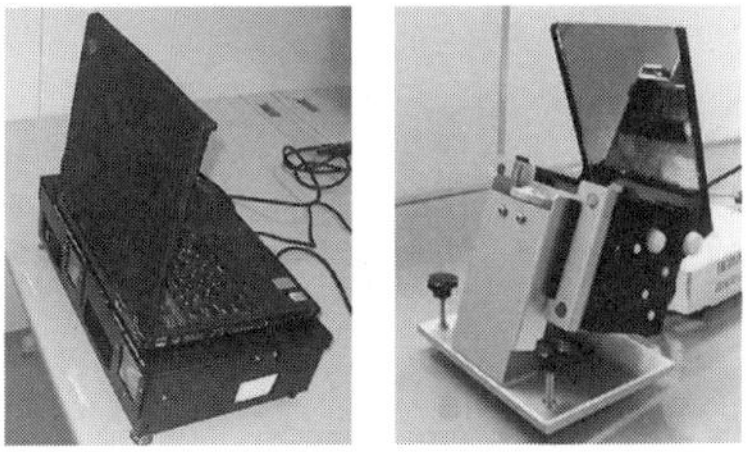
図40 左：ＣＶＲ装置 右：ＡＶＲ装置

さて、自分の会社の宣伝ばかりしていると、バーチャルリアリティー業界から締め出されてしまいそうなので、様々な立体視装置を紹介しておきます。興味のある方は見てください。

様々な立体視装置

1．レンチキュラー・レンズ方式
視差を与えた左右の画像を短冊形に合成し、かまぼこ型のレン

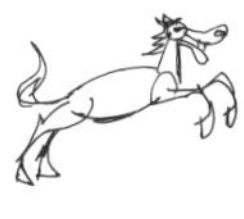

チキュラー・レンズで、それぞれ別の眼から見えるようにします。特殊なレンズが不要で、裸眼立体視ができますが、立体に見える場所がピン・ポイント（狭い場所）である欠点を持ちます。

2. プリズム眼鏡方式

プリズムで視線を曲げる機能を持つ眼鏡を使用し、左右の目の視差画像を見ることによって、立体視を実現します。上下に並べた視差画像の上図を左目が、下図を右目が見ることにより、立体視ができます。この方式のメリットは、以下の三つです。

・ディスプレイに特殊な装置が不要です。
・電源が不要です。
・偏光フィルタ方式に比べて画面が明るいです。

3. 液晶シャッター・メガネ方式

この方式では、右眼・左眼用の画像を交互にパソコン画面やスクリーンに映します。左右の切り替え時間が速いほど画面のちらつきが少なくなり、最低1/60秒＝六〇ヘルツごと（九〇ヘルツ以上が理想）に左右を切り替える必要があります。人間の眼の方には液晶シャッター・メ

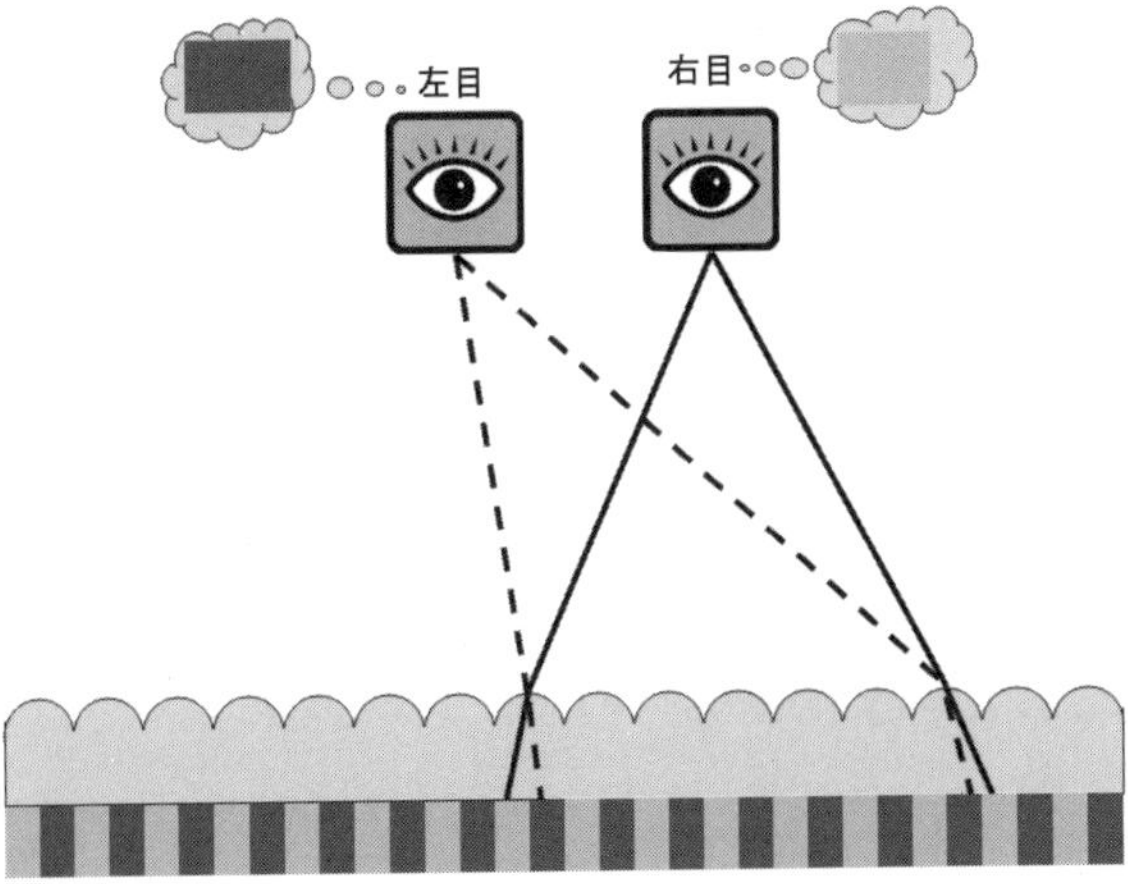

図 41 レンチキュラー・レンズ方式

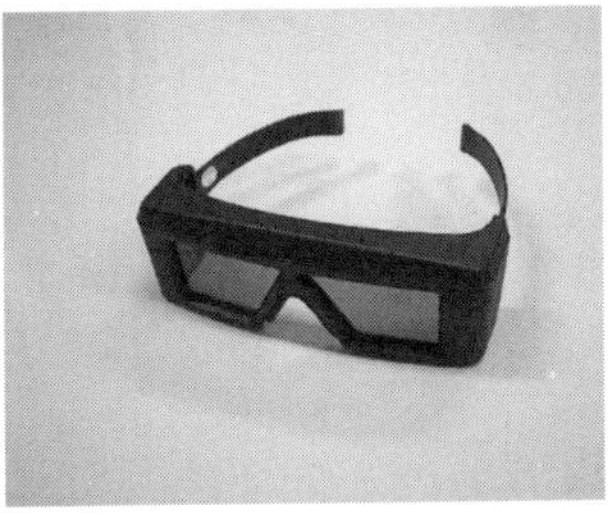

図 43 液晶シャッター眼鏡
（提供：日本ＳＧＩ）

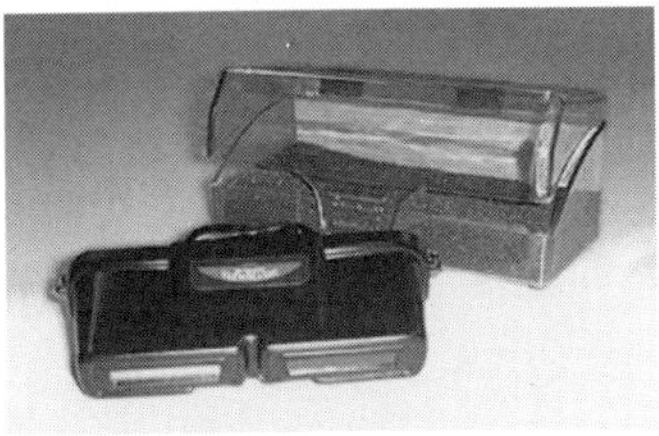

図 42 プリズム眼鏡
（提供：株式会社ケー・ジー・ティー）

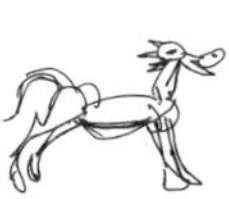

ガネをかける必要があります。左右の画像を切り替えて表示するタイミングに同期して、交互にメガネの液晶シャッターを開閉させます。つまり、コンピュータが右目用の画像を表示しているときは左眼の液晶シャッターを下ろし、左目用の画像を表示しているときは左眼のシャッターを下ろすことになります。高解像度になるとシステムは高価になり、VR（Virtual Reality）専用システムなどは、この方式を取り入れています。この方式の問題は、次の二点です。

・汎用品のプロジェクタが使えません。

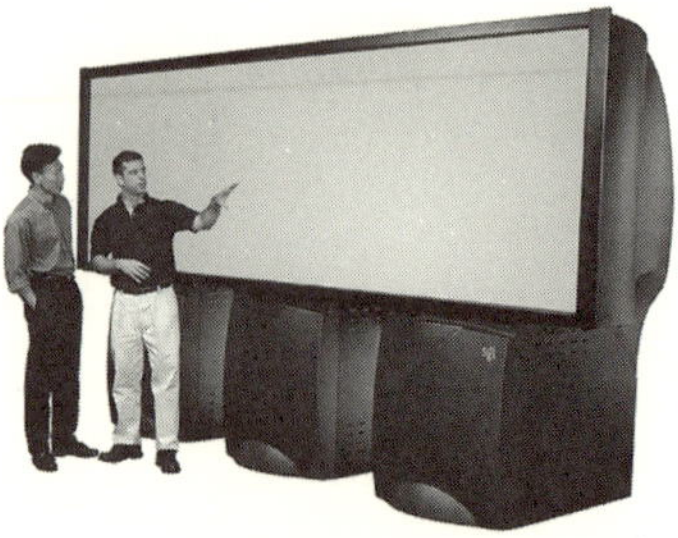

図44 時分割式立体視装置

（提供：日本SGI）

液晶の応答速度が遅いため、液晶プロジェクタの垂直周波数の限界は八〇ヘルツ程度です。ちらつきのない立体動画表示を行うには、高価なシステムで使われる三管ビーム方式のプロジェクタを用いなければなりません。最近、高い垂直周波数（～一二〇ヘルツ）のDLP型プロジェクタが出てきて、一〇〇万円台のプロジェクタが利用可能になってきています。

・液晶シャッター・メガネが高価です。

有線で一万円程度、多人数で利用するためには無線でなくてはならないので、一〇万円以上かかります。

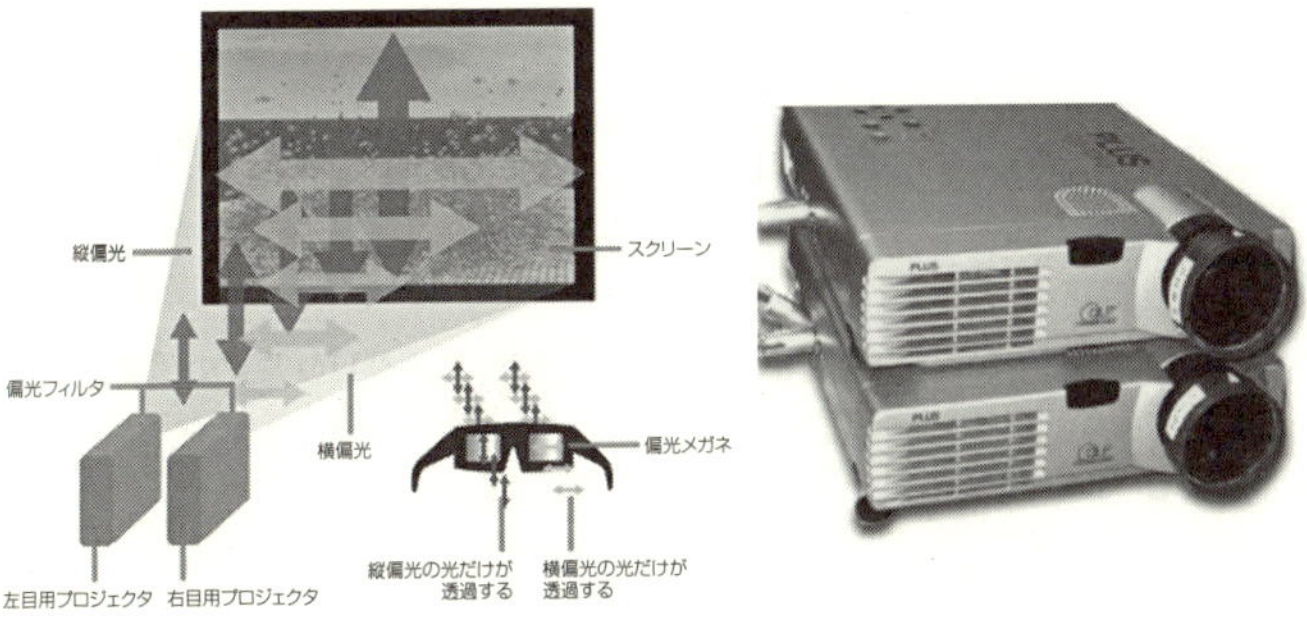

図 45 偏光メガネの仕組みとプロジェクタ
（提供：東京工業大学青木研究室）

4. 偏光メガネ方式

左右の画像を二台のプロジェクタ（例えば液晶またはＤＬＰ方式）で同時に同じスクリーンに映す方式です。当然、裸眼で見れば二つの画像が重なって見えます。そこで、光がプロジェクタを出た直後に左右別々の偏光フィルタを通します。例えば縦方向の直線偏光フィルタを配置すると、縦方向に偏光した光のみがフィルタを通過することになります。そこで、右眼用の画像を表示するプロジェクタには縦方向に偏光したフィルタを入れ、左眼用のプロジェクタには横方向に偏光したフィルタを入れます。

スクリーンでは、二つの偏光した両方の光が反射されます。実はここで一つ問題があります。プロジェクタからの光を普通のスクリーンに映すと、反射するときに偏光がランダムな方向に変わってしまうため、もはや偏光メガネでは左右の分離ができな

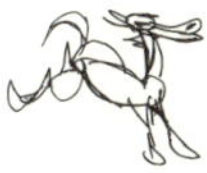

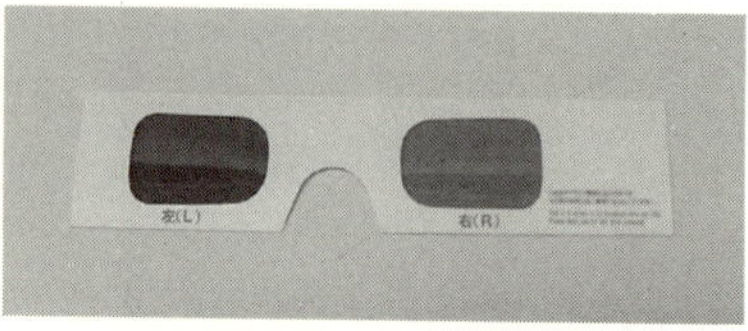

図 46 アナグリフ方式の眼鏡

くなってしまいます。そこで、シルバー・タイプと呼ばれる金属紛が混ざった塗料で塗装されたシルバースクリーンを使い、右眼用の映像は縦偏光の、左眼用の映像は横偏光の状況を保持するようにします。

右眼には縦に偏光したフィルタの、左眼には横に偏光したフィルタの眼鏡をかけます。偏光の角度が九〇度ずれた光はフィルタを殆ど通過できないので、右眼用のプロジェクタから出た光は右眼にしか見えないようになります。このようにして、左眼用と右眼用の画像はそれぞれの眼にしか見えないようにします。

5. アナグリフ方式

視差のある二枚の画像を赤青の二色（補色の関係にある色）で表示し、これを、赤青眼鏡を通して見ます。この眼鏡を通すことで、左右の目にはどちらか一方の色の画像しか見えないようにすることができます。単純に赤と青の二色しか使わなければ、見た目はグレーになり、グレーアナグリフと呼ばれます。少し工夫して片方の画像に色を付けることにより、カラーアナグリフを作成することができます。この方式は、ある程度は色情報を失うこと、視差が大きいときに左右の分離が不十分になること、長時間赤色と青色ばかり見ていると目に良くないこと、などの問題点があります。しかし、赤色と青色のセロハンで作った安価なメガネだけで、表示媒体を選ばずに立体画像を楽しめるという大きな利点があります。

6．ＣＡＶＥシステム

ここまでで紹介した立体視の原理は、生理的立体視要素の両眼視差を利用したものばかりで、立体視をしているときに自分が移動したり、視線の方向を変えたりすると、とても違和感のある見え方になります。ちょうど、「モナリザ」の微笑みが、どの方向から見ても自分が見つめられていると感じるのと同じです。つまり、映像がいつまでも視線を追ってくるのです。

これは、両眼視差がある方向から見た場合の視差に固定されているため、正面から見た視差画像を表示すれば、その視差画像を斜めから眺めたとしても、正面から見たような立体感が生じるからなのです。これは、生理的立体視要素の運動視差が取り入れられていないために生じる違和感です。

最近は、生理的立体視要素の運動視差を取り入れた立体視装置もあり、その一つにＣＡＶＥシステムというものがあります。ＣＡＶＥとは、米国イリノイ大学ＥＶＬ（Electronic Visualization Laboratory, Illinois at Chicago）で開発された四面の没入型システムです。

図47のように四面（前・右・左・下）のスクリーンに四台のプロジェクタで投影します。一面

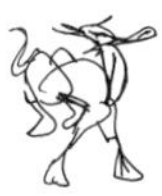

のスクリーンのサイズは三メートル×三メートルが標準です。スペースを削減するためにプロジェクタの光をミラーで反射させ、プロジェクタとスクリーンの距離を実効的に延ばします。下面（床面）には、天井にミラーを設置して、上から投影することになります。

このような四面の没入型システムは、一般的にＣＡＶＥと呼ばれることが多いですが、ＣＡＶＥは、現在、米国FakespaceSystems社（以前は米国Pyramid Systems社）の商標であり、厳密には、FakespaceSystems社が作成するシステムのみがＣＡＶＥです（日本国内のＣＡＶＥ型システムの多くは独自に作成されたものであり、ＣＡＶＥではないと言われています）。

ＣＡＶＥ型システムでは、直交したスクリーンに映像を投影するので、特定の位置以外から見れば、図48のようにスクリーンの角で線が折れ曲がって見えます。この現象を防ぐためにヘッド・トラッキングという操作が行われます。

ヘッド・トラッキングとは、磁気センサ等によって観察者の位置と向きの情報を取得し、そこを視点として物体を描画し、スクリーンに投影することです。これにより、ＣＡＶＥ内であれば、観察者がどこに居てどの方向を見ていても、正しく表示されます。つまり、磁気センサで観察者の位置を検出することで、実空間で起こりうる運動視差を計算し、それに応じた映像を投影するようにするのです。

図49は磁気センサー・システムです。ＣＡＶＥ内の天井に磁気発生器を設置し、液晶シャッ

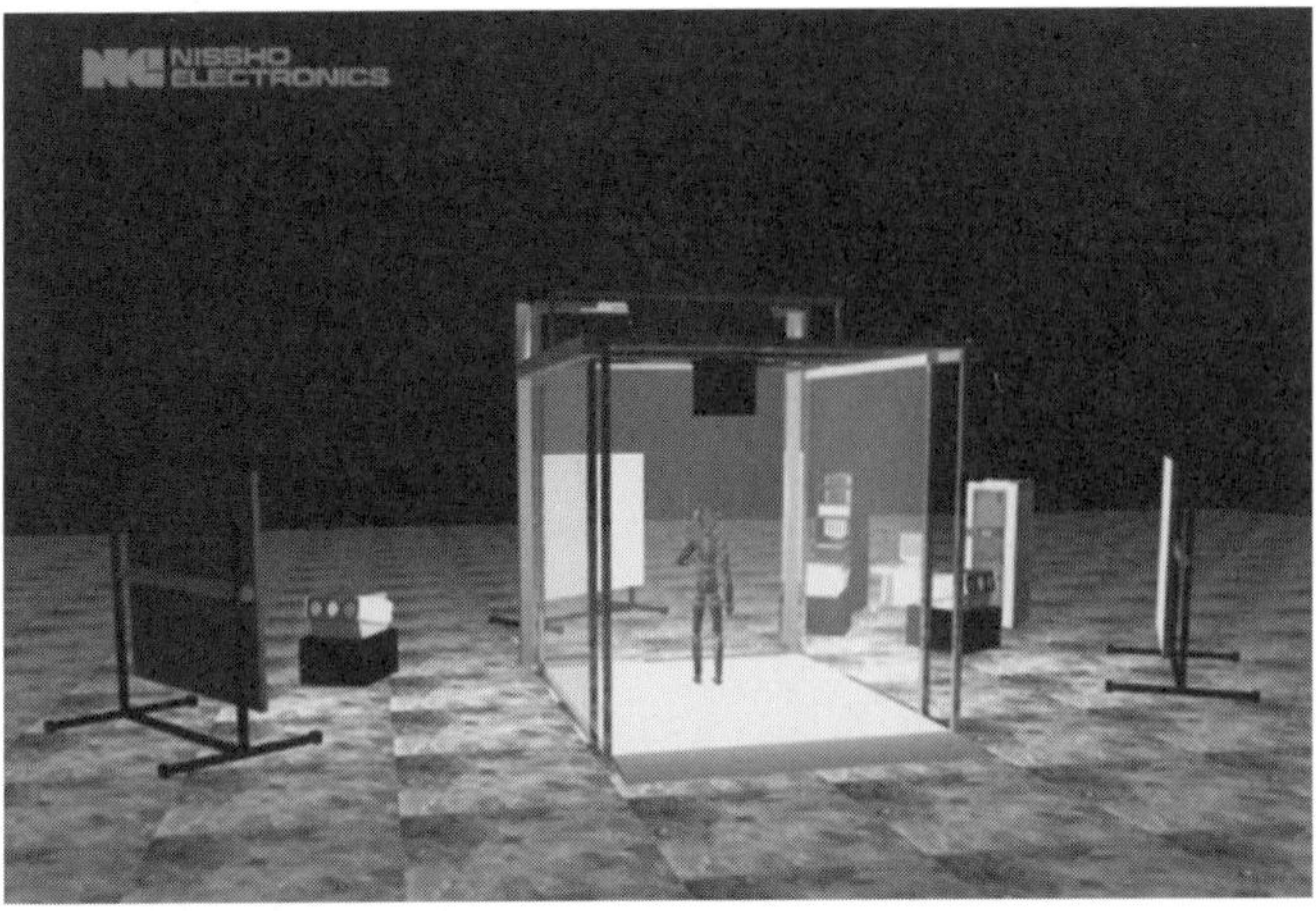

図 47 没入型ＶＲシステム（提供：日商エレクトロニクス）

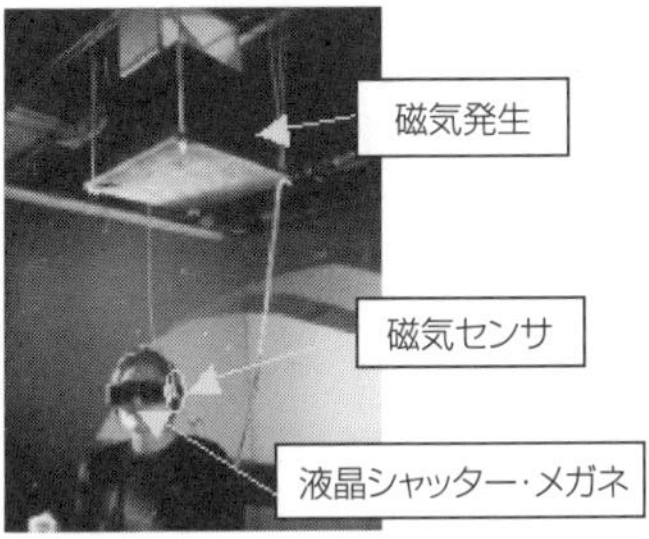

図 49 CAVE の磁気センサー・システム

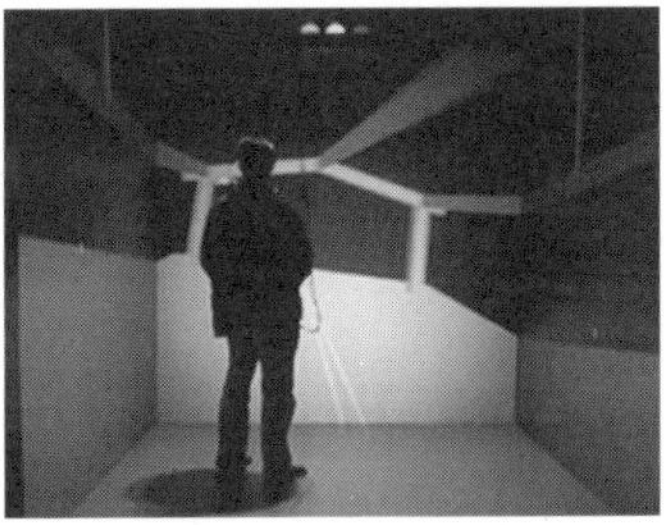

図 48 構造物の CAVE 型システムでの表示
（提供：井門俊治氏）

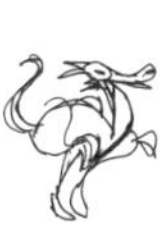

ター・メガネの横に磁気センサを取り付けます。しかし、磁気センサが付くのは一人だけで、一人の視点でしか映像が映し出せません。したがって、CAVEシステムでは、正しい立体視を見られるのは一人に限られてしまいます。

ヘッド・トラッキングをつけた観察者が見る位置を変えると、スクリーンに投影される映像は、瞬時に変わります。ヘッド・トラッキングをつけている人には、それは全く感じられませんが、ヘッド・トラッキングをつけていない人から見れば、一瞬で目の前の映像がすりかえられたように見えます。まさにヘッド・トラッキングをつけている人だけのVR（Virtual Reality）の世界です。

このことは、CAVE型システムの大きな制限になります。しかしながら、CAVEのデモンストレーションでは、磁気センサの付いていない液晶シャッター・メガネも使って、複数人で同時に見ることがあります。その場合は、できるだけ、磁気センサ付きのメガネをかけた人の真後ろに立って、その人と同じ方向を見るようにすると、ある程度正確な立体映像が見られます。

7. ヘッドマウントディスプレイシステム

ヘッドマウントディスプレイシステムは、その言葉通り、頭の上からディスプレイをかぶるシステムの事を指します。つまり、眼鏡のようなものの内側が液晶などのディスプレイになっており、そこに映像を映すのです。眼鏡の内部で左右に仕切りを置くことで、右目側のディスプレイには、右目用の映像のみを、左目側のディスプレイには、左目用の映像のみを映し出すことで、左右の目に視差画像を見せるようにし、立体視を実現しています。

また、ＣＡＶＥシステムと同じように磁気センサー・システムを付加することで、ヘッド・トラッキングが可能になり、仮想的な空間の映像を観察者の動きと連動させて表示することができ、実際のバーチャル空間を、よりリアルに感じることができます。さらに、ヘッドマウントディスプレイシステムの場合は、ヘッドマウントディスプレイをかけているすべての人間に、各人の向いている方向の映像を出すことができるので、ＣＡＶＥシステムのように、正確なバーチャル空間を体験できるのが一人だけ、という問題を解消することができます。

ディスヘッドマウントディスプレイシステムには、立体視でないものもあります。その種のものには、数万円程度で「あなたの目の前に一〇〇インチのスクリーンが迫る」などのキャッチフレーズの市販品（グラストロンなど）があります。

8．ミックスドリアリティーシステム

ミックスドリアリティーシステムは、形状的には、ヘッドマウントディスプレイシステムと

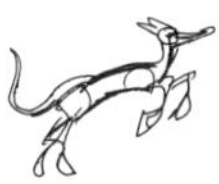

ほぼ同じです。異なる点は、眼鏡のスクリーン部分です。ヘッドマウントディスプレイシステムでは、スクリーンには映像が映り、それが視差映像の場合、立体視ができることになります。ミックスドリアリティーシステムでは、スクリーン部分が、半透明になっており、映像の後ろ側に実際の今の現実世界が透けて見えるのです。したがって、現実空間の中に仮想空間のものを重ねて表示できるのです。手の上に水溜りとアヒルを浮かしたり、エイリアンや怪獣だって何気ない道の上に出現させることができます。もちろん、眼鏡を掛けていない人には見えないのですが…。

実際にハリウッドでの映画の撮影で、CGでできたエイリアンとの格闘シーンなどには、このようなシステムが使われ始めています。俳優も、無いものをあると思って演技するより、実際に見えていたほうが迫真の演技ができるのは、当然ですね。

しかし、このスクリーン部分が、半透明の立体視システムには、いくつかの問題があります。半透明なのでCGの部分も若干ですが、透けて後の風景が見えることや、現実のものの後にCGを隠すことが難しいなどの問題があります。例えば、道端でエイリアンに出くわすシーンを考えても、エイリアン（CG）が電柱（現実）の陰に隠れていて、そこから急に飛び出すようなシーンを演出することができないのです。

そこで、これらの問題を解消する画期的なミックスドリアリティーシステムが、キャノンにより、開発されました。それは、スクリーン部分が、半透明でなく、眼鏡の外側に人間の目のように小型カメラを二台埋め込み、その映像をコンピュータ内に取り込んで、ＣＧと合成したものを眼鏡内部のスクリーンに映す方式をとっています。このようにすることにより、小型カメラ二台から映し出された視差画像から、現実の物体との距離を割り出し、ＣＧが現実の物体のその前にあるのか、後ろにあるのかを計算し、後ろにある場合は、その部分のＣＧを表示しないようにしています。

　この技術により、道端で電柱から急に飛び出すエイリアンに出くわすシーンは、完全に再現できることになりました。映像の空間解像度や時間分解能力、視野角、焦点などの問題はまだまだあり、立体視技術は、それが現実世界と見違えるまでには進んでいませんが、一歩一歩近づいていることは、確かなようです。

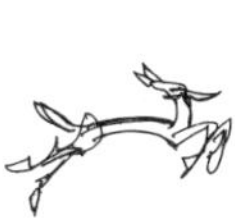

3. 視覚には、個人差がある⁉

カラーテレビの不思議—パラパラマンガが動いて見えるのはなぜ？

いきなり「カラーTVの不思議」と言われても、「上島家のカラーTVは、電源が勝手に入るとか、飛び回るとか、幽霊が映るとか、するのですか？」と逆に突っ込まれてしまいそうですが、じっくり考えてみるとカラーTVには、不思議なところが色々あるのです。ここでは、一見、当たり前のように使っているカラーTVの不思議をご紹介したいと思います。

TVは、この本の中では、すでに三回目の登場です。皆さん、一回目、二回目の登場のシーンを覚えていますか？ 忘れた方は、復習をかねて24頁と79頁を見直してみてください。

一回目の登場では、光は、電気と磁気の波であり、TV放送の電波と呼ばれているものもその仲間であること、そして、TVの波は一秒間に一億回程度振動し、その波の間隔（波長）が数メートル程度であることをお話しました。

二回目の登場では、カラーTVは、赤・緑・青のたった三原色を出す光源のみを使って、あの何億色というフルカラーを映し出していること、そして、そのフルカラーも、実は、青〜緑の色表現では、自然のような色合いが出ないことをお話しました。

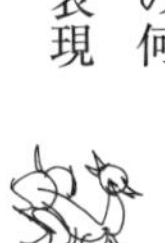

三回目の話題は、「TVで人が走ったり、自動車が動いているように見えるのは、なぜか?」です。実は、答えを知っている皆さんも多いと思います。私も、小学生のとき、その原理を使ってよく授業中に遊んでいました。

「パラパラマンガ」という言葉を聞いたことはありませんか?分厚い教科書の端の空白部分に一枚一枚少しずつ、変化していく絵を描いて、それを「パラパラ」指ではじいてページを送っていくと、一枚一枚の絵がつながって、絵が動いているように見えるものです。そうそう、この本は、左下端にマンガが書いてあるので、皆さん試してみてください。このページにたどり着くまでに、それを発見した人は優秀です。すぐにマンガ家か科学者を目指すと、成功すること間違いなし!?

さて、「パラパラマンガ」も体験してもらったことですし、これで三回目のTVの話題は、終わります。「おい、おい」という厳しい突っ込みが、本を通して過去の執筆現場にまで響いてきました。タイムトラベル漫才ができて、ボケ役としては、本望です。

戯れはこれぐらいにして、本論に戻りましょう。さて、一枚一枚、少しずつ、変化していく絵を次々に見ると、なぜ、絵が動いているように見えるのでしょうか?よく、視覚の残像効果が原因といわれます。残像というのは、言葉の通り、その前の瞬間の像が残っているために、その場に像が無いのにもかかわらず、あるように見えることです。ブラウン管のTVの中身を見たことがある人は少ないと思いますが、中は、次のような構造になっています。

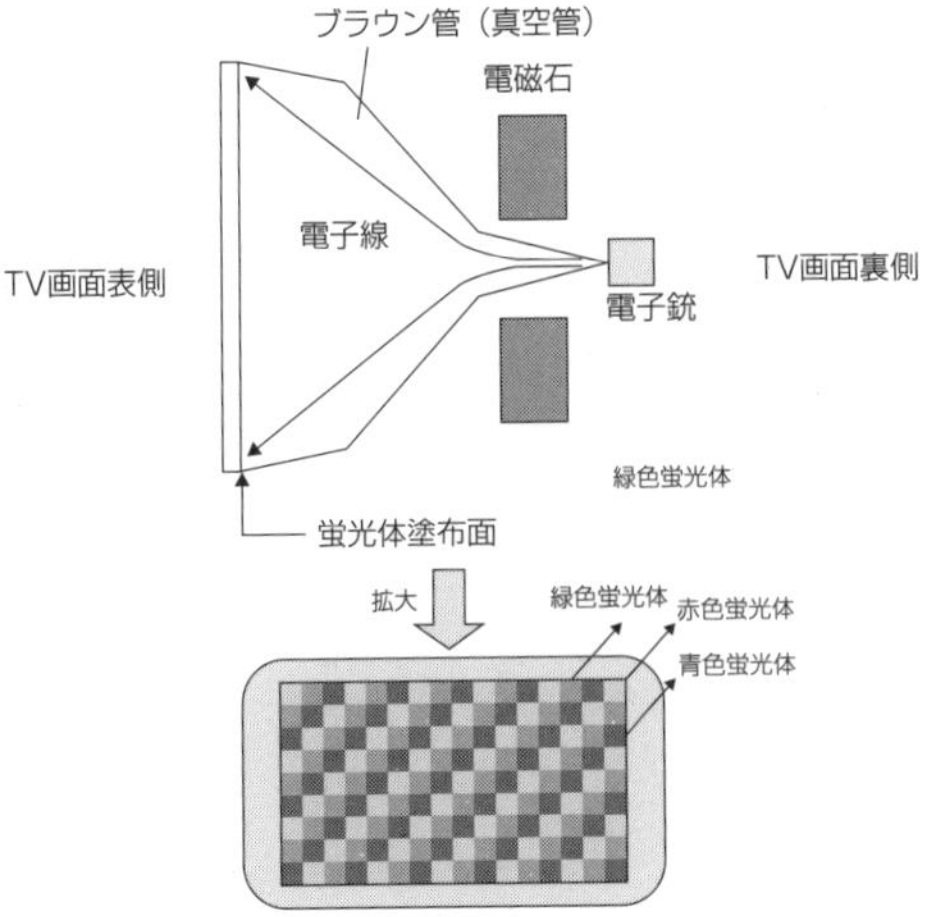

図 50 テレビの構造

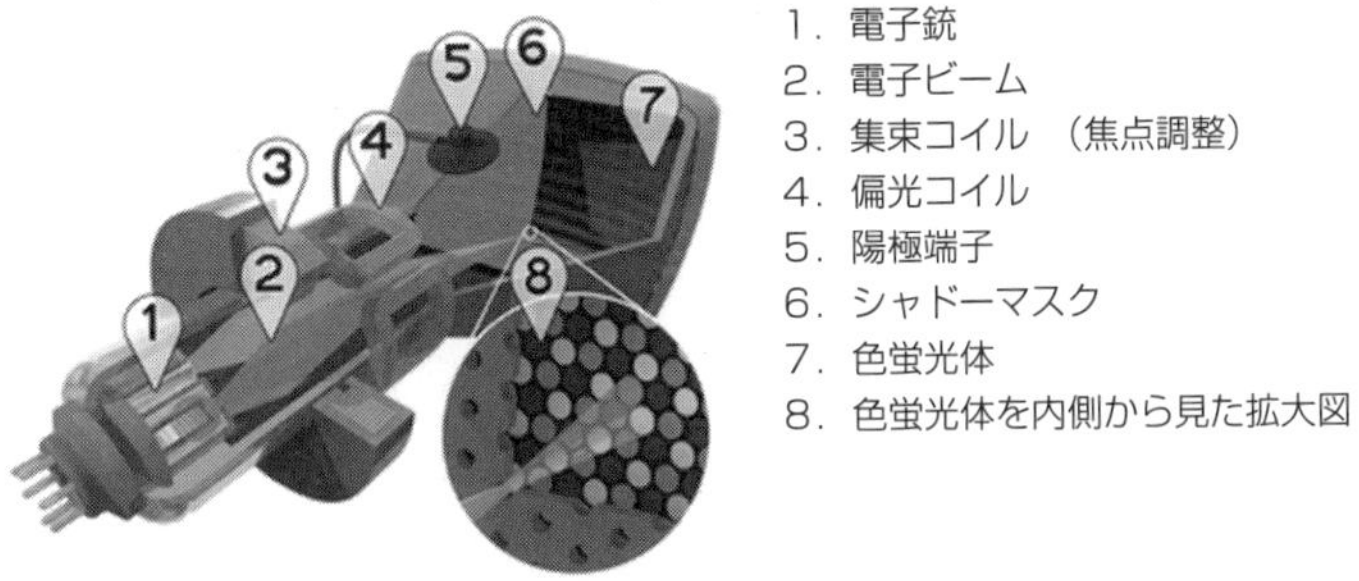

図 51 電子銃の構造

（フリー百科事典『wikipedia』「ブラウン管」より）

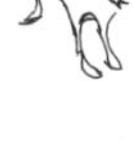

ブラウン管は、ＴＶの外側を外して出てくる四角錐の形のものです。ＴＶの後にあたる部分が電子銃になっており、そこからＴＶの前側に向かって電子を高速に飛ばしています。電子は、飛んでいる途中、電磁石の磁気で曲げられ、ＴＶの前側のガラスにぶつかります。ガラスの裏側には、赤、緑、青の蛍光体が規則正しく塗ってあり、電子が当たるとそれぞれの光を発します。電子銃から出た電子は、電磁石を制御することで、横向きに走査されていき、端までいくと少し下に曲げられ、また、横向きに走査されていきます。それを画面全体に繰り返すことで、静止画の一画面ができあがるのです。そして、同じ事を繰り返し、次々と時間コマを映し出していきます。

ここで、蛍光体の光は、電子ビームが通り過ぎるとすぐに消えてしまい、走査が一周するまでは、保ちません。それなのに、ＴＶを見ていてスクリーンが点滅しているように見えないのは、消えていく光を残像が補っているからです。

しかし、残像だけでＴＶの動いている絵ができあがっているかというと、そうではありません。むしろ、残像ビデオの表示にとっては、かえって邪魔になることさえあります。残像機構が働けば働くほど（例えば、一画面の走査にかかる時間程度、残像が残っているとすると）、前の像の残像が後の像の表示と重なって見え、像が滲んで見えるようになるからです。

実際に、液晶ＴＶでは、ブラウン管のように一点一点電子で蛍光物質を光らせるのではなく、全面を一気に光らせたり、消したりすることができるので、残像現象は、邪魔者以外の何者でもありません。

それでは、TVで動いている絵が見えるのは、何が原因なのでしょうか？　実は、人間の目（というより脳）は、何枚かの絵がごく短い一定の時間ごとに変化していくのを見ていると、そこに描かれているものが、実際に運動しているかのように見えてしまいます。

つまり、絵と絵との間に相当する時間の分の情報が（実際にはなにも無いのに）補われて見えるのです。

この条件と現象との関係に初めて気がついたのは、この本のテーマの光（電気、磁気）分野で大きな発見をした科学者ファラデー（Faraday）でした。ファラデーが、走っている馬車を見ていたときに、車輪のスポークが止まって見えたり、逆向きに回っているように見えたりしたことが、発見のきっかけだったといわれています。今でも、扇風機の羽や自動車のタイヤを見ていると止まって見えたり逆向きに回っているように見えたりすることは、皆さん経験していると思います。発見というのは、そんな日常のたわいも無い疑問から生まれる良い例だと思います。皆さんも、身の回りを見渡してみると、案外、大発見が転がっているかもしれませんよ。

さて、このように実在しない運動が認識されて（見えて）しまうことは、仮現運動（apparent movement）とよばれ、実は、その仕組みは、現在でもよく分かっていないのです。ちなみに、仮現運動が認知されるためには、以下の条件が必要であると言われています。

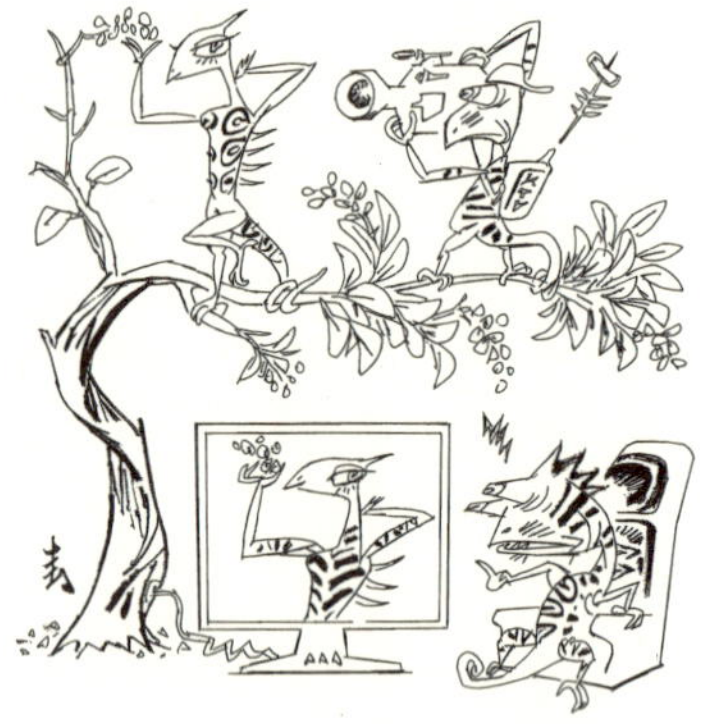

図 52　三原色では本当の色は見えない

・切り替わる時間の間隔が十分に短い
・切り替わる時間の間隔が一定である
・切り替えている途中のようすが見えない
・十分な時間にわたって継続する

　仮現運動の仕組みは現在でもよく分かっていない、と言いましたが、もっとショッキングな事をお伝えしなければなりません。それは、仮現運動がどれだけどのように働いているのか、その認識が、個人によってまちまちの可能性があるということです。分かりやすく言うと、扇風機を見て、「ほらほら、いま扇風機の羽が止まりかけているように見えるよね。これは、仮現運動って言うのだよ」と説明をしても、説明された人にとっては、「ずっと回転しているようにしか見えないんだけどな～」だったり、「止まったように見えたのは、もっと前の時間で、今は、逆回転しているように見えるんだけど～」という反応になるということです。

　同じものを見ているから、同じものが見えているとは限らないということです。ＴＶや「パラパラマンガ」も、果たして皆に、同じものが見えているのでしょうか？　そんな事を考えると、ＴＶ一つでも不思議なものに見えてきませんか？

この緑は、緑ですか？ 赤ですか？

「この緑は、緑ですか？ 赤ですか？」と聞いて、どんなシーンを思い浮かべますか？ 赤緑色覚異常の人が、色覚正常者に、看板等を見ながら質問している姿を思い浮かべるかもしれません。

では、「この黄緑は、若草色ですか？ 萌黄色ですか？」という問いは、どうでしょうか？ こちらは、色の違いが微妙なので、結構、色にこだわりがある人が話しをしていそうですね。まさか、

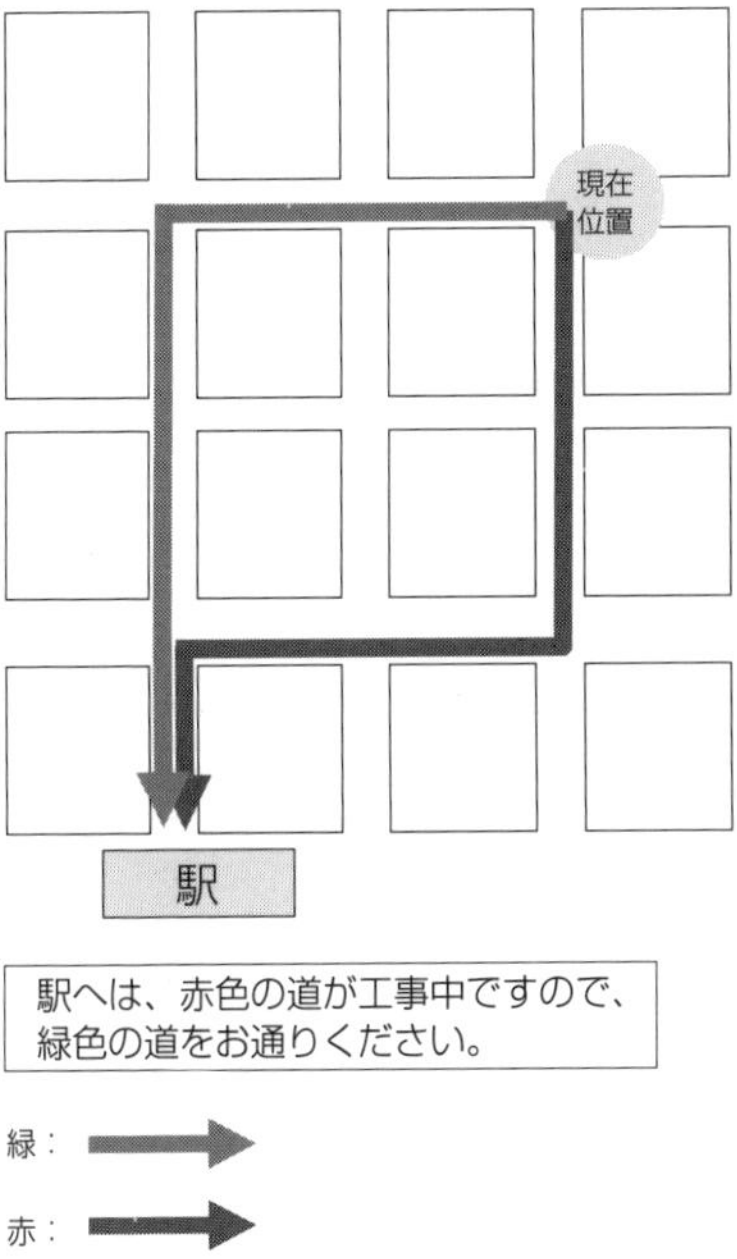
現在位置
駅
駅へは、赤色の道が工事中ですので、緑色の道をお通りください。
緑：
赤：

図53 駅までの道のり

		RGB	CMY	
若草色	わかくさいろ	207,252,155	48,3,100	
萌黄色	もえぎいろ	199,247,165	56,8,95	

表2 若草色と萌黄色のRGB値

道案内の看板で、若草色、萌黄色を使って説明はしないでしょうから…。

　若草とは文字通り若い草の色ということから、萌黄は、草や木の若芽が萌え出るときの若芽の色というところから名づけられたに違いありません。しかし、実際は、若草も若芽もいろいろな色があり、若芽より萌黄色に近い若草もあれば、若草より若草色に近い若芽もありますよね。このように区別がはっきりできないので、今は、JISで規格が決まっています。若草色のRGB値は、（二〇七、二五二、一五五）で、萌黄色は（一九九、二四七、一六五）です。もちろん、緑色のRGB値は（〇、二五五、〇）で、赤色は（二五五、〇、〇）と表せます。もう、これで安心ですね。「この緑は、緑ですか？赤ですか？」や「この黄緑は、若草色ですか？萌黄色ですか？」がどんなシーンでも、その色のRGB値を計って、返答すればいいのです。

　RGB値は、どのように測るのか？そのためには、『なぜ、三原色は、青、緑、赤？』の節の、等色関数（76頁、図37）を思い出してください。前に説明したとおり、等色関数は、「任意の波長の光の色は、赤（七〇〇ナノメートル）・緑（五四六・一ナノメートル）・青（四三五・八ナノメートル）の光をそれぞれどのぐらい混ぜ合わせれば同じ色になるか」を、表したものです。次のような手順で、任意の色のＲＧＢ値が計算できます。

①色を測りたい物から反射してきた光に、どんな波長の光がどれだけ含まれているかをスペクトロメーター君に測ってもらう。

②スペクトロメーター君に測ってもらった結果、色々な波長の光が混ざっていることが分かるので、それぞれの波長ごとに等色関数からＲＧＢ値を求める。

③②で求めたすべての波長のＲＧＢ値を足せば、その色のＲＧＢ値が計算できる。

人間はスペクトロメーター君と違い、異なる光の混合状態が同じ色に見えてしまうので、このように回りくどいことをしないと「この黄緑は、若草色ですか？　萌黄色ですか？」について話ができないのです。「色」の話をするときに機械の力を借りないといけないなんて、スペクトロメーター君から見ると、人間は変わった生き物のように映るかもしれません。

何か引っかかることは、ありませんか？

「若草色と萌黄色のような微妙な違いなら、厳密に測定しないと区別できないのは分かるけれど、緑色と赤色は、色覚異常でないかぎり、いちいち測らなくても分かるよ！」という声が聞こえてきそうですね。それでは、「若草色と萌黄色のような微妙な違い」というのは、なぜ分かるのでしょうか？「私には、若草色と萌黄色の違いは、緑色と赤色の違いよりハッキリしています」と言い張

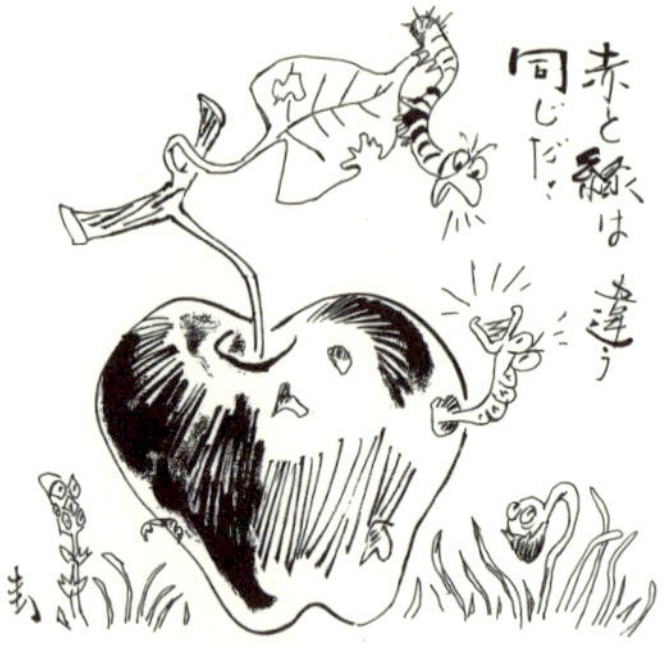

図 54 赤と緑は同じ？違う？

る人が出てきたら、どうでしょうか？

この例は極端ですが、視細胞の感受性色素の感度は、実際に、人によって、少しずつ違うのです。だから、同じ光を見ても、同じようには感じていないはずなのです。「この黄緑は、私には若草色に見えるが、あなたには萌黄色に見えているようだ」ということは、そう考えれば、ありえるのではないでしょうか？ また、「昨日の朝、黄緑色の花瓶が若草色だったのが、今日の朝、萌黄色に見える」ということも、同様にありえますね。若草色、萌黄色は、ＪＩＳで厳密にＲＧＢ値が定義されているのですが、その色が人間の目にどのように見えるのかということを保障しているわけではありません。

実は、等色関数というのは、人によって、それも目の疲れ具合や、ひょっとするとその日の気分によっても、同じではないのです。だから、若草色がＪＩＳによって厳密に定義されているといっても、「私には、若草色と萌黄色の違いは、緑と赤の違いよりハッキリしています」と言い張る人がいた場合、それを否定することは、すごく難しいことなのです。

よく考えてみると、「色」を厳密に定義しようとすれば、「色」(＝見えている「色」)は、どうでも良くなって、単なる光のスペクトルと「色」の名前を対応づけただけになってしまっているのです。

それで何が悪いのか？

科学の考え方に「論理的に反証できない理論ものは、無意味な理論であり、そのようなことに頭を悩ますのは、非論理的である」というものがあります。例えば、次のような理論がそうです。

「世界のすべての物は、毎秒二倍ですべての方向に膨張している」

これは、すべての物が二倍に膨張してしまったら、元の大きさも分からなくなるので、大きさが変わっていないか、区別のしようがない、ということを示しています。つまり、原理的に検証のしようがない（＝反証ができない）のです（「物」といいましたが、実際には、光や重力、時間など、世界に含まれるすべてについてでないと、膨張しているかどうかは、区別がつきません）。

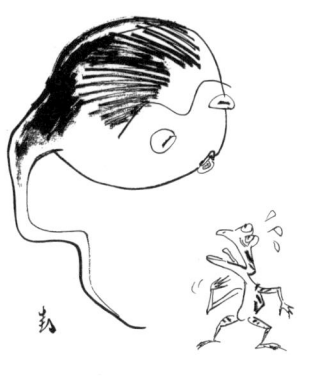

図55 すべてのものが毎秒二倍で すべての方向に膨張している

さて、それでは、「目の前のりんごは、私には、赤く見えていますが、あなたには、同じ赤に見えていますか？」という問いは、どうでしょうか？ 今まで説明したように、色は、光のスペクトルが同じであれば、同じものであるはずなので、私とかあなたが見える「色」という言葉自体、意味がなくなってしまいます。私には、あなたが何を見ているのかは、分かるはずがないので、科学の考え方に照らし合わせると、無意味で考えてはいけないこと、ということなのだと思います。

しかし、よく考えてみてください。もともと、若草色と萌黄色という言葉が生まれたときは、光のスペクトルとか、視細胞の感受性色素とか、等色関数とか、難しいことは何も解明されていなくて、なんとなく、若い草の色と若芽の色とに色の違いが感じられて名前をつけたのだと思います。しかし、厳密に定義しようとしたばかりに「感じ方」は、放っておかれて、物理状態（スペクトルと等色関数）のみの定義になってしまったのです。なんとなく寂しい感じがしますね。

科学というものは、物事を要素に分解して、できるだけ単純なメカニズムに分けて、物事を説明します。当然その中には、こぼれてしまう物があります。今の例では、人によって、それも目の疲れ具合や、その日の気分によっても変わり得る「本物の等色関数」が、こぼれてしまっているものです。

ひょっとすると、同じ人が同じ体調で同じ色を見ても、同じ色に感じないかもしれません。その場合は、等色関数のようなものも、意味が無いというようになります。しかし、分からないことに囚われていたら、「色」を正確に再現可能な状態で表現できないので、今の段階で、分かっている光のスペクトルと平均的な等色関数らしきものを設定して、若草色、萌黄色などを定義してしまっているのです。

そう、そこでは、厳密に定義することを選択した代わりに、「感じ方」を捨ててしまったのです。

しかし、一旦定義をしてしまうと、「私には、若草色と萌黄色の違いは、緑と赤の違いよりハッキリしています」と主張することが、タブーになってしまうのです。

もちろん、科学も「感じ方」がなおざりになっているのは、承知していて、「感じ方」をなんとか科学的に扱えないかと努力が続けられています。今は、脳科学などで「どんなことを考え、どんなものを見ると、脳のどこが活発に活動するか」などの解明が進んでいます。いつの日か、「目の前のりんごは、私には、赤く見えていますが、あなたには、同じ赤に見えていますか？」という質問が、科学的に意味のあるものになるのかもしれません。

確かに、等色関数というのも、単なる光のスペクトルというものから「感じ方」に一歩近づいたものです。しかし、その単純な延長の方法で、私とあなたの隙間を埋めることができるのでしょうか？

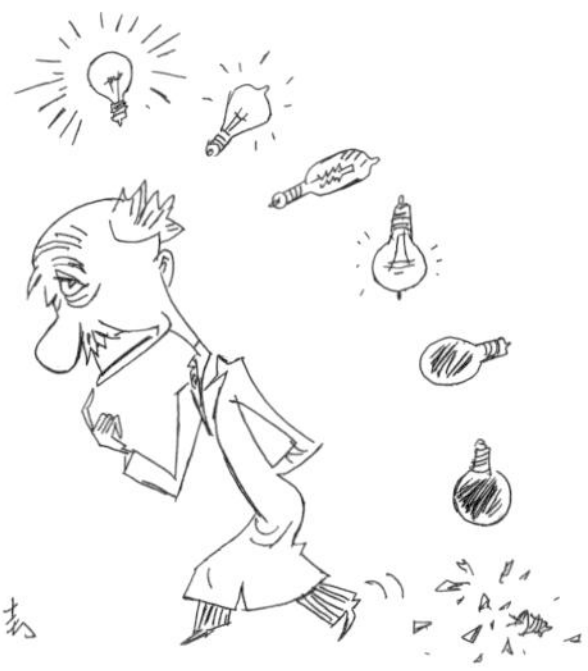

図 56 発見されたときには、何かが失われる

仮に、「色」というものを、厳密に定義することができたとして、それをお互い認めたうえでコミュニケーションをするような場合は、それでいいかもしれませんが、いろいろな文化の人が、それぞれの文化の違いを認めつつ、コミュニケーションをしなければならない場合には、厳密性は、かえって誤解を生み、あいまいさの

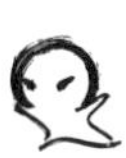

ニュアンスを捨てることになってしまうのではないかと思います。

「私」と「あなた」に関してもそうです。厳密に、「私」とは何かを考えてみてください。厳密な定義をすれば、単なる原子の塊の運動です。おそらく、これから脳科学が進歩してくれば、「私」とか「心」というものも、もう少し定量的に何か（心療内科の治療など）に応用できるようになるかもしれません。しかし、そのときに忘れてはならないのは、「私」とか「心」といったものが、元の概念から変わってしまっている可能性があるということです。

科学の進歩で何かが分かったり、発見されたりしたときは、この事例を思い出すといいかもしれません。「何かが分かり、発見される」ということは、「以前の何かとは、定義が変わったり、何かを捨てていたりする」ことに違いないのです。

もし、三原色でなかったら?

人は、感度ピークが四一九ナノメートル、五三四ナノメートル、五六四ナノメートルの三種類の視細胞の感受性色素をもっている、と説明しましたが、実は、人によって差異があります。ということで、当然、等色関数も人によって変わります。特に、赤（といっても実際には黄緑色）の五六四ナノメートルの感受性色素については、大きく二つの群に分かれることが解明されてきました。二つの感受性色素は、約六ナノメートルほど感度の最大値がずれているのです。

赤と緑は一五〜二〇ナノメートルしか波長が違わないので、六ナノメートル分の違いがあれば、人間にとって、十分異なった色として認識されている可能性があります。分かりやすくいうと「三八パーセントの人はやや短波長側の赤（朱色に近い赤）をもっとも鮮やかと感じ、六二パーセントの人々は、長波長側の赤（深紅）をもっとも赤らしい赤と感じる」ということといっても良いかもしれません。美術での赤に対する評価には、他の色に比べて個人差があるのは、見えている赤の感じ方が違うためかもしれないですね。

もう少し厳密に説明すると、二つの群の人たちは、視細胞の感受性色素の感度が異なるため、少なくとも等色関数の形が明らかに異なるものとなります。そして、二つの群の人たちに、「ある単一波長のスペクトルと同じ『色』を三原色光の混色で作り出してください」と依頼すると、三原色光の混色の比率は、異なる混合具合になり、一方の作った混色が、他方から見て単一波長のスペクトルと同じ「色」になっていない、という事態になります。つまり、この二群の人たちの間では、お互いが色覚異常者と正常者と同じような関係になってしまうのです。強度の色覚異常の人と正常者ほどのギャップはないにしろ、色覚に関するギャップは確実にあり、その違いを相手に正確に伝えることは、非常に難しいということです。

もちろん、「色」認識のギャップは、この感受性色素の問題だけではなく、目の疲れ具合や、その日の気分によっても変わり得るので、実は、自分自身でも「色」に関していつも同じように捉え

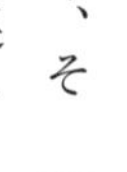

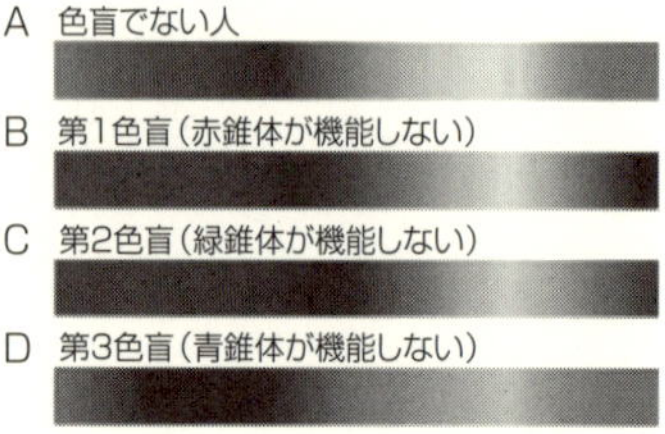

図57　強度の色盲の色の見え方
（岡部正隆・伊藤啓「色覚の多様性と色覚バリアフリーなプレゼンテーション」より（『細胞工学』vol.21 No.8 2002 秀潤社））

ているわけではないのです。それでも昨日も今日も同じと感じられる「色」の同一性は、どのようにして保証されているのでしょうか？

光の画家と呼ばれたモネの例を考えてみましょう。人間の水晶体は、どんどんにごって、年をとると霞みがかかった様になり、感じ取れる色は鮮明でなくなります。モネは、晩期に白内障を患っていました。実は、霞がかかったような印象派の絵は、案外そのまま見えていた風景ではないかとも言われています。モネは一九二三年に白内障の角膜手術をしましたが、その後、あまりの世の中の色の違いに愕然とした、という逸話があります。「急激な変化は、自分の目といえどやはり、『色』の同一性を破綻させる」といういい例だと思います。

また、モネは、白内障の手術した年に、手術をしていない左眼と水晶体を取り除いた右眼の片方ずつを使って、同じ風景を、二枚の絵として描いています。白内障の眼を用いて描いた絵は青みに欠け、全体的に赤みがかっており、白内障により青色の光が散乱され、視神経にとどいていない状況が、はっきりと見て取れます。

もう少しショッキングな話があります。先ほど話をした三八パーセントの人と六二パーセントの人との分類は、実は、「男性に関して」、なのです。

実は、赤色感受性色素の遺伝子は、性染色体のひとつのX染色体（もう一方は、Y染色体）に乗っています。女性は、X染色体を二本持つ（男性は、X染色体とY染色体の一本ずつ）ので、双方のX染色体に、異なる赤色感受性色素の遺伝情報がある場合は、四原色の色空間を持つことになります。

そして、実際に、女性の四七パーセントが四原色空間を持っていることが明らかになってきました。

しかし、四原色空間ってどういう色が見えているのでしょうか？　このような質問を投げかけたとき、次のような答えが返ってくることがあります。

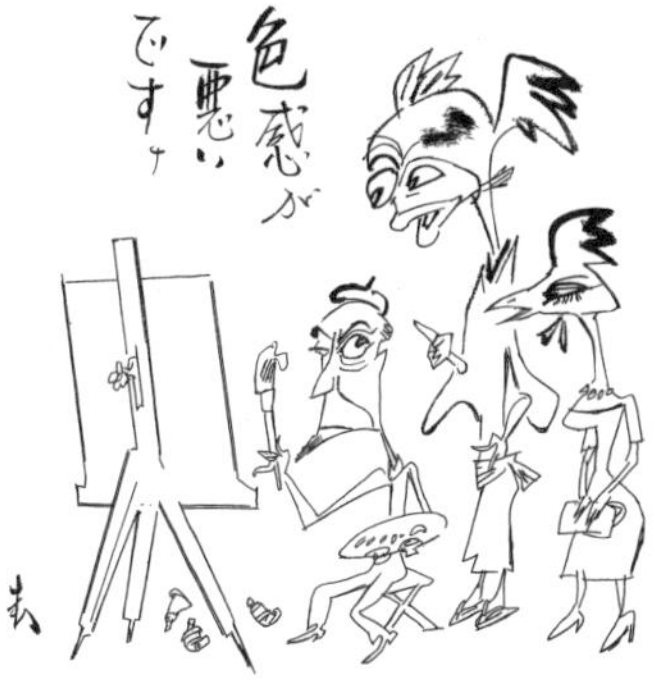

図58　キンギョやニワトリに見える色は…

「今、光のスペクトルのすべての色が、三原色空間の人間（＝男性）に見えている。そして、プラズマTVなどでは、一億色以上の色を表現することができる。一原色や二原色まででは、原色数が少ないので、ありのままの自然のカラフルな色は見えないが、三原色になればもう十分な数の色を表現できる、それ以上にカラフルには、見えるとは思えないので、四原色でもあまり変わらないのではないか？」

一原色だと、波長ごとに白黒度が変化すると考えれば、光のスペクトルはすべて表現できますね。ただし、

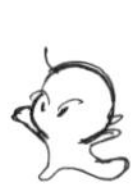

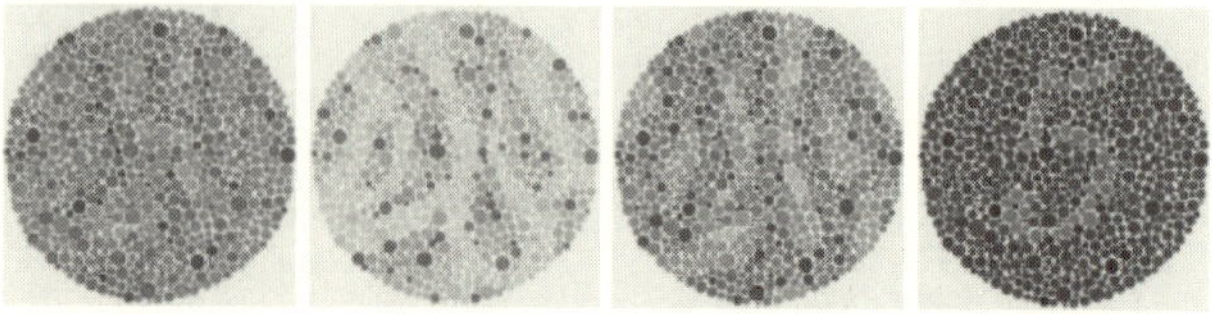

図 59 石原表

（岡部正隆・伊藤啓「色覚の多様性と色覚バリアフリーなプレゼンテーション」より（『細胞工学』vol.21 No.8 2002 秀潤社））

明暗も分からなければならないとすると、やはり、複数の色を見るには自由度が足りないですね。実際に馬などは、一原色空間らしいので光の波長ごとのスペクトルは区別できず、明暗のみしか分からないようです。次に、二原色空間だとすると光の波長ごとのスペクトルと明暗も同時に区別できるようになります。そして、複数の光が混合した場合の混色に関しても見ることができます。当たり前ですね。強度の赤緑色覚異常の方は、実際に二原色空間なのですから。もちろん、三原色空間に比べ、区別できない色が増えることになります。

さて、四原色空間では、どうでしょうか？ 例えば、ひとつの原色の自由度が二五六階調だとすると、一原色空間では二五六階調の明暗が、二原色空間では二五六種類の色＋二五六階調の明暗が、三原色空間では六万五五三六種類の色＋二五六階調の明暗が、それぞれ見分けられるのです。類推すると、四原色空間ならば、一六七七万七二一六種類の色＋二五六階調の明暗が見分けられることになります。何度も話をしているように、実際にどう見えているのかは、厳密には分からないのですが、四原色空間を持つ女性から見ると、男性は、きわめて貧弱な色の世界しか見ていない、と言えるかもしれません。

ちなみに、キンギョ（魚類）やニワトリ（鳥類）は、四つの色を見分ける視細胞を持っていることが分かっています。視細胞で見るかぎり、キンギョやニワトリの方が豊かな光の世界を持っていることになりますね。

しかし、そう単純に結論が出せないという事例もあります。赤緑色覚異常の人は、単に赤と緑が区別しにくいのではなく、青色の微妙な差を色覚異常でない人よりも高感度に検知できるということが分かっています。石原色覚検査表（石原表）では、色覚異常でない人には何も読みとれないけれど、赤緑色覚異常の人には数字が読めるものもあります。この表を、赤、緑、青の三つのチャンネルに分解すると、青チャンネルだけに明らかな数字が描かれていることがわかります。

色覚異常の人には、容易にわかるこの青色強度の差に、色覚異常でない人は気付くことができません。色覚異常の人と色覚異常でない人の色覚は、単純な優劣の物差しでは測れないといういい例です。

ベンハムのコマと錯覚

難しい話が続きましたが、皆さんは幼稚園生や小学生のときに同じような事を経験していたはずなのです。ここでは、「色」の不思議の原初体験について説明してみましょう。

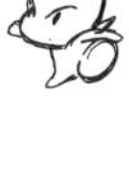

「ベンハムのコマ」という言葉を、皆さんは聞いたことがあるのではないでしょうか。自分でコマを作ってみて楽しんでみたことがある人も結構いるのではないかと思います。「ベンハムのコマ」とは、白い円盤に黒で様々な模様を書き込んで、中心に爪楊枝などを刺して作る、非常に簡単なコマです。なかなか思い出せない人も、図60を見れば、すぐに思い出すと思います。

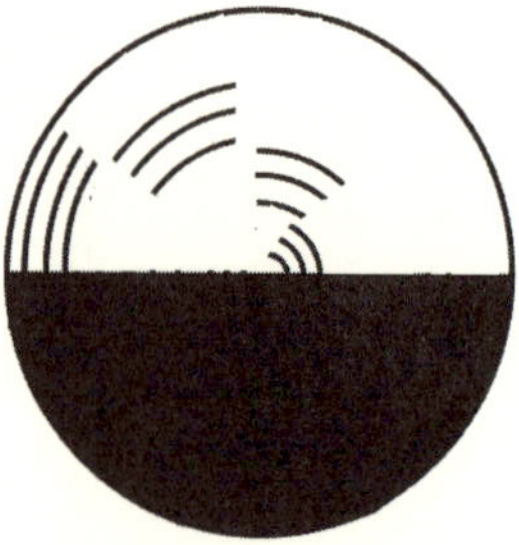

図60 ベンハムのコマ

さて、このコマが回るとどうなるか？ 覚えていますか？ このコマを回すとコマに様々な色が見えてくるのです。白と黒だけのコマなのに、回すだけでいろいろな色が見えてくるのは、どうしてでしょうか？

もう皆さんは、元々、白（無色）であっても、少し状況が異なれば、様々な色が見えてくることを知っているので、驚かないかもしれません。虹の場合もそうでしたね。太陽光が、そのままだと様々な色は見えないのに、雨が降ったあとに空気中の雨粒で屈折して、様々な色を生み出していますね。太陽の光が色々な波長の光、つまり様々な色の光を含んでいるのが、その根本的な原因でしたね。

今回の「ベンハムのコマ」は、白と黒で構成されています。黒はひとまず置いておいて、白色が見えるということは、虹のときの太陽光と同じで、その部分は、色々な光の波長を含んだ光を反射していることなので、この辺りに鍵がありそうですね。虹の場合、水滴の屈折が色を生み出す原因でしたが、今回は、何なのでしょうか？　まさか、コマを回したら雨雲が立ち込めて、雨が降り出すというわけではないですよね。

「白は、様々な光の波長を含んだ光」というところまでは、虹と同じ原理なのですが、そのあとが違います。「ベンハムのコマ」の白黒模様を全部、黒色にすれば、黒しか見えません。同様に、すべて白色にした場合も、色が消えてしまい、白色しか見えなくなってしまいます。何の光も出していないはずの黒の部分がないだけで、色が消えてしまうのは、謎ですね。黒の部分が水滴と同じような働きをしていると考えれば、説明がつくかもしれません。

しかし、そう単純な問題ではないようです。虹は、写真に撮れば、当然、いろんな色が並んだ虹が写るのですが、この「ベンハムのコマ」は、写真に撮った場合、灰色に写るだけで、様々な色は写らないのです。友達同士で「ベンハムのコマ」を使って「色」当てクイズをしてみると、もっと不思議なことが分かります。回っているコマの、ある部分を指して、「ここは、赤色だよね」と言うと、相手から「嘘つき。そこは、緑色だよ」なんて言われることがあるのです。

もし、この本を読んで「ベンハムのコマ」で友情が崩れる人がいたら申し訳ないので、注意書きをしておきます。良い子（大人）の皆さんは、絶対に「ベンハムのコマ色当てごっこ」のマネをしないでください。実は、「ベンハムのコマ」の色は、人によって見え方が異なるのです。これを逆

手にとって、「君は、そこが赤に見えるの？ 私もそう見えるんだ。きっと相性が良いんだね！」なんて、くどき文句にも使うのは、やめてくださいね（誰も、そんな回りくどい口説き方をしないって！）。

本筋に戻りましょう。「ベンハムのコマ」の謎は、深まるばかりです。どうも、今まで話しをしてきたことと、根本的に何かが違いそうですね。実は、「ベンハムのコマ」の色の謎は、現在の最新科学でも完璧に分かったと言える状況ではないのです。そして、この類の問題は、

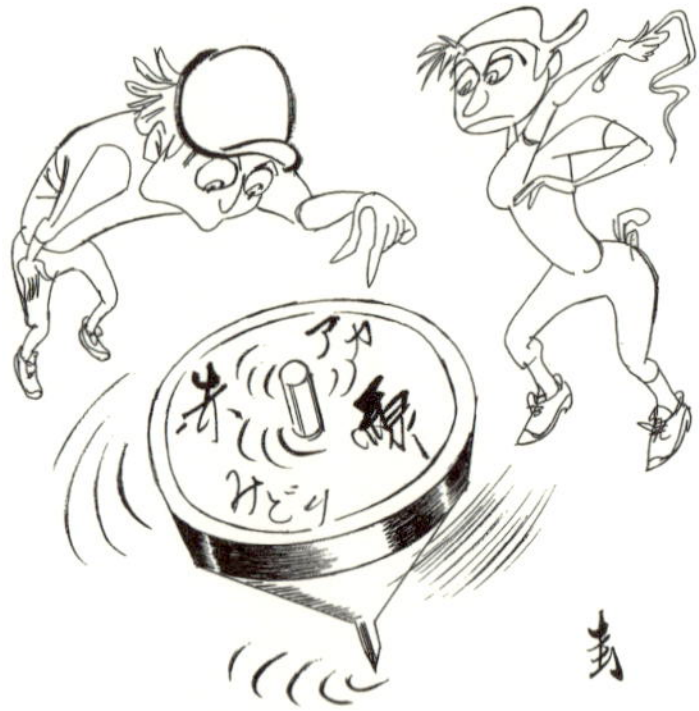

図 61 コマを回して見える色は……

山のようにあり、通常、「錯覚」と呼ばれています。

「なんだ、錯覚か？ 本当はそこには、色がないんだ」「虹の色は本物で、ベンハムのコマの色は贋物《にせもの》なんだ」という声が聞こえてきそうですが、それは、違います。皆さんに色が見えるのだから、そこには、本当の「色」があるのです。たまたま、その色が人や写真によって見え方が違うだけなのです。

「そんな、人によって見え方の違う物・事を考えていたら、物事が先に進まないじゃないか？」とおっしゃる方もいるかもしれません。けれど、よく考えてください。人によって変わらないものな

んて、何があるのでしょうか？　視覚だけでなく、触覚、聴覚、味覚、嗅覚、五感すべて人によって変わるものですね。そして、人間は、この五感のみを感じ、生きているのですよね。確かに、第六感やその他の感覚もあるかもしれませんが、それらもどちらにしろ、人によって変わらないものとは、思えないですよね。

さて、話が煮詰まってきましたので、このあたりで「ベンハムのコマ」の色について、現代科学で考えられている仮説を紹介しておきましょう。「ベンハムのコマ」の白色の部分は、前に話したように、様々な光の波長を反射しています。そして、コマが回転し、白色の部分が黒色に変わったとき、急に様々な光の波長を含んだ光がなくなることになります。この瞬間が厳密に見えているのなら、「ベンハムのコマ」を回しても、白黒のパターンが回っているだけで、様々な色はおろか、灰色にも見えず、いつも鮮明な白黒のパターンが見えるだけなのです。しかし、そもそも、人間の目の時間分解性能が悪いから、鮮明なパターンが回っているようには見えないのです。どこかで話したような流れですね。そうです。スペクトロメーター君との色の話のとき（61～63頁）もそんな感じでしたね。

それだけでは「ベンハムのコマ」を回して色が見えることへの説明になっていないですね。もう少し掘り下げてみましょう。

それは、人間の中の視細胞の感受性色素の時間応答（＝残像の時間）が異なるのが原因のような

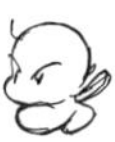

のです。赤、緑、青の感受性色素の時間応答が、その順番で速いとすると、白から黒に切り替わってすぐは、赤の残像がなくなるので、緑・青の混合色が見え、その後、緑の残像も消えて、青だけが見えるようになるでしょう。何度かお話していますが、誰がどんな色を見ているかを確かめるのは、厄介ですし、動いている「ベンハムのコマ」と、止まっている色標本の色を比べるのは、考えただけでも目が疲れそうですね。

ニュートンと対立する色彩論を出したゲーテは、光と色に関する鋭い自分観察から、「ベンハムのコマ」のような、人間の内側に強く組み込まれている現象について、多くの洞察を残しています。ゲーテは、光と闇の境界線にこそ「色」が存在すると考えていました。プリズムを通して光を見ても色は現れず、光と闇の境界の部分にだけ、あざやかに色が並ぶことを、ゲーテは発見しました。「色彩は、なかば光、なかば影である。そして、光と闇の結婚である」それが、ゲーテの結論でした。ゲーテは、観測する者と観測されるものが、一体となったときに初めて、自然が本当の姿を現すと考えました。実験によって切り刻まれた自然、数字に置き換えられた自然は、もはや、本当の姿を失っているのである、という強い主張です。

晴眼者

皆さんは、晴眼者という言葉を聞いたことがありますか？　実は、晴眼者とは、視覚障害者ではない人、つまり、視覚に関する健常人の事を意味します。現在、晴眼者である人は、目を閉じて生活をしてみることで、事故や病気で視覚を失い、視覚障害者になってしまうことの、苦労や世界を垣間見ることができます。皆さんも一時間でもいいので、アイマスクなどをして体験してみてください。

おそらく、視覚が全くない世界を一度体験してみると、その大変さが、相当なものだということがわかると思います。それが日常である視覚障害者には、頭の下がる思いだと思います。皆さんが経験した「視覚が全くない世界」は、失明してから何年も生活をした人の体験というよりも、今まさに事故か何かで、晴眼者から視覚障害者になったときに感じる世界です。本当に失明した場合は、アイマスクを外せば、すぐに晴眼者に戻れるわけではないので、精神的な不安は、計り知れなく大きいはずで、もちろん、その意味では本当の失明体験はできませんが…。

実際に皆さんがアイマスクで経験できる「視覚が全くない世界」は、失明してから何年も生活をした人の体験する世界とは、だいぶ様相が異なる、と言いましたが、何が違うのでしょうか?

簡単に言えば、「慣れ」の部分で大きく違います。視覚を全く失っている人の多くは、杖を持っており、歩くときには、自分の歩く前方をその杖で、歩く先の地面を触って確認しながら、足を進めるのです。最近では、ＰＣも音声読み上げ機能を使い、読んだり、書いたりできるようになってきました。アイマスクで体験できる「視覚が全くない世界」では、皆さんは、杖の使い方や、ＰＣ

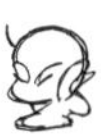

をマウスを使わないで利用する方法、音声読み上げ機能から必要な情報をすばやく取得する方法に慣れていません。当然、これらの利用方法は、失明してから何年も生活をした人の方が数段も上手なはずです。

もちろん、視覚障害者の方の生活は、それはそれなりに不便で晴眼者と同じだとは言いません。しかし、思っている以上に視覚障害者の方の生活には、それなりに工夫があります。しいて困るものといえば、晴眼者が晴眼者だけの事を考えて、便利に作ったものや、効率化を考えたもの、社会だと思います。自然には、そもそも人間と同じ視覚のない生き物がほとんどである事を考えると、晴眼者と視覚障害者の困り度合いの差は、小さいはずです。

次に、その逆を考えて見ましょう。つまり、今まで視覚障害者であった場合、特にここでは、全く視覚がなかった状態から、晴眼者になった場合を想像してみてください。視覚が失われるのではなく、視覚が生み出されるわけなので、一見すると、悪いところは何もなく、それこそ、今まで視覚がなかったときに培った技術や能力が重なり合い、いい事ずくめのように思われます。私自身は、もちろん経験がないので、体験者の告白からしか推測できないのですが、次のような逸話が残っています。

それは、幼いころからの目の障害で、四〇年ぶりに視力を取り戻した五〇歳のヴァージルにとって「見る」ということはどんなことかを、治療した医師が観察したものです（参考：オリヴァー・

サックス『火星の人類学者―脳神経科医と7人の奇妙な患者』早川書房、一九九七年）。

晴眼者にとって視力回復とは、文字通り、目を覆っていた暗闇がまるでマスクを外されるような感覚で視覚の世界が開ける、というものです。視力を取り戻した患者のほとんどが、以前には視覚の世界に住んでいたから、そう呼ぶようになったのかもしれません。確かにヴァージルの様に一〇歳で失明してから四〇年間も視力を失ったままのような症例は珍しく、歴史を遡ってもほとんどありません。

視力の回復の手術後、ヴァージルの目は、確かに見えていました。ところが、彼の目に写るものは、晴眼者にとっての「見えている」とは全く違うものだったのです。ヴァージルにとって、認識できたもののほとんどは、触覚によって記憶した形であり、その記憶との照合で、文字や時計は容易に読み取れました。また、顔というものを認識することができず、声がして初めてそれが人の顔と気付きます。影も理解することができず、障害物だと思い、飛び越えようとします。奥行きのある空間が認識できないため、視力に頼って移動することは、目を閉じたときよりも困難です。特に写真は彼にとって色彩の塊で、そこに三次元の世界が二次元の形に折りたたまれている事が理解できませんでした。それら新しく慣れなければならない事が毎日繰り返されました。ヴァージルは、それに適応できずに、最後には他の病気を患い、盲目の世界へ戻って行きます。

いかがでしょうか？ 視力回復は、場合によっては、失明より本人に精神的負担をかけているこ

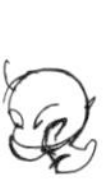

とがあるのです。実は、このような話は、眼科の先生方は、良く知っている話なのです。角膜損傷などで視覚を失ってしまい、その後、手術などで視覚を復帰させるような場合には、一年以上のブランクを空けることを、できるだけ避けるのだそうです。つまり、長い間視覚を失ったままの場合、脳の中の視覚情報の処理部分がリセットされてしまい、紹介したヴァージルほどとは言わないまでも、再び手に入れた視覚に「慣れ」るのには、時間がかかるのです。

人生は、人それぞれで、どんな経験をしてくるのかもそれぞれです。そして、その経験によって視覚や色覚なども形成されている事を考えると、本当に見えているものは十人十色なのかもしれません。

二　マンガ家の目には、モノがどのように見えているのか

牧野　圭一

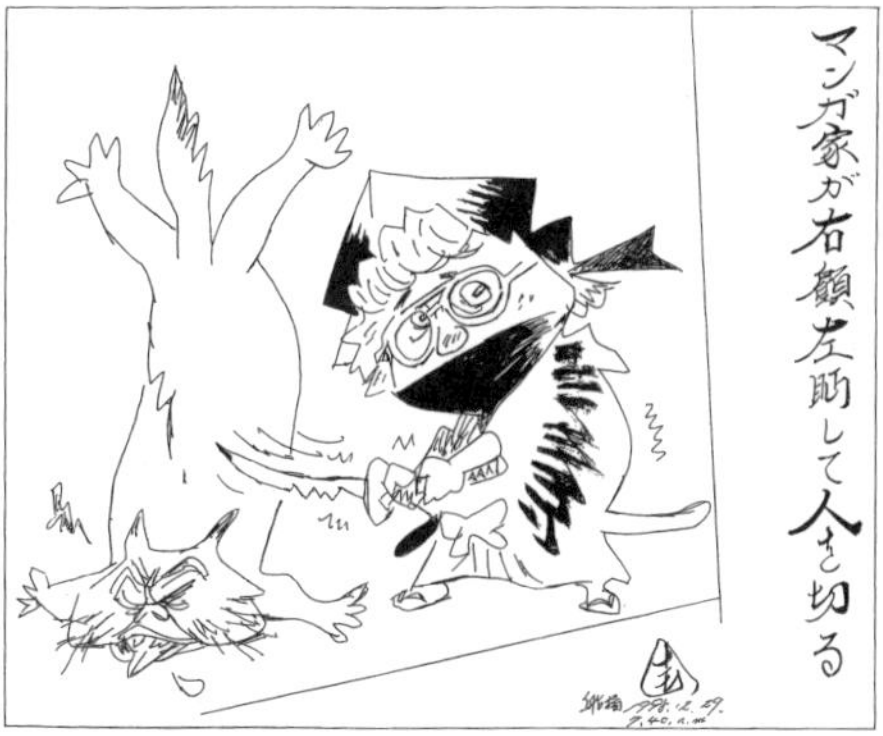

「科学とマンガの対話」は、最も遠い位置にあるもの同士の出会いと言っていいでしょう。

牧野はマンガ家仲間では『キミは理屈っぽいね』といわれる存在ですが、科学者や理論系学者の土俵で戦うにはあまりに力不足であると指摘されてしまいます。実際、ある研究会で「マンガと大学教育」をテーマに正面からの議論展開を試みたことがあったのですが、論者からは『失礼だが、あなたの理論展開ではいたたまれなくなって席を立ちたくなる』とまで酷評されることがありました。決して悪意で言われたのではありません。彼らの日常的議論形式に照らせば、私の話はあまりに主観的で、客観性を持ち得ないと判断されたのでしょう。しかし、私が座長を指名されていましたから、厳しい批判であったことは事実。冷や汗ものでありました。

ところが、そうした科学者の中にも私たち創作者の、体験に基づく議論に耳を傾けてくださる方々がいます。敢えて対立を好まず、噛み砕いた表現で、接点を見つけようとする姿勢があります。その場では、茂木健一郎氏がその人でありました。著書『脳と仮想』（新潮社、二〇〇四年）で感覚について「人間の経験のうち、計量できないものを、現代の脳科学では、『クオリア』（感覚質）と呼ぶ。もし小林秀雄が生きていて、クオリアという考え方に接したら、『君、僕が言いたかったことはそれだよ』と言ったことだろうと私は確信している。」と仰っています。京都国際マンガミュージアムの館長を引き受けてくださった養老孟司氏も同様です。「マンガはルビのある漢字」「解剖図はマンガ」は、マンガを語るキーワードとして何度も引用させていただいています。

今回共著を承諾してくださった上島豊さんも、驚くべき柔軟な頭脳で、本来なら難解で敬遠してしまいそうな先端的科学世界を、実に分かりやすい言葉で説明してくださいます。

南極のペンギンが、北極グマに語りかけるような構図ですが、赤道を越えて泳いで来て、地球全体の環境を伝えるクマさんに例えれば分かりやすいでしょうか？ マンガの職人が、安心して日頃の疑問をぶつけることのできる、稀有な科学者。皆さんにもきっと「目からウロコ」の体験をしていただけるでしょう。

1. マンガ家はどのようにモノを見ているのか？

誰でも自分の「夢」を見ている

「物が見える」ということは、自分の視力をモノサシにしていますから、普段の生活の中では、自分の見えているものは他人も見え、自分の見えないものは周辺の人々にも見えていないと思いがちです。お爺さんになって孫に絵本を読み聞かせたりすると、小さな小さな文字まで読み取っている孫の「視力」に驚かされ、自分の衰えに気付かされることがあります。老眼鏡を掛ける仕草を不思議なものとして見ていた少年期の記憶もよみがえります。

しかし、不自由には違いないのですが、それが日常となると、己の視力の変化も受け入れている自分を発見したりするのです。車を運転している高齢者などは危険で、すでに社会問題化しています。では、若者の「視力」は万全であるか？と問えば、勉強、テレビ、ゲーム、パソコン、ケイタイで目を酷使し、やはりコンタクトレンズのお世話になっている人も多いわけです。

「視力」という点だけをクローズアップするなら、よく引き合いに出されるのが鷹の眼。二キロも先の上空から草原の小動物を見付け、急降下してハンティングをします。フクロウも夜の狩人として、人間にできない業を披露します。これをモノサシにすれば、人間の「視力」は皆「よく見え

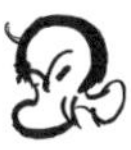

ていない」部類にかたづけられてしまうでしょう。人間は生物全体においては「視覚弱者」なのかもしれません。

しかし、「ものが見える」ということ、すなわち、「（網膜に映る範囲で）光学的に見える」ことは、「見える」ことの一部でしかありません。

目をつぶっていてもよく見えるものに「夢」があります。どんなに視力が衰えても、夢は誰もが見ることのできる不思議な現象です。ここに至れば、高齢者は人生経験豊かであるだけ、多彩な夢を見ることができるのです。当然「悪夢」も沢山見ることになりますが、未来の自分を表現する際「私の夢は世界一のランナーです」とか「ゴッホのような絵描きになることが夢です」などと、皆さん「夢」を語ります。若い人々も頭の中では常に成功した輝かしい自分の姿を「見て」いるのです。

また、こんな例もあります。ある島のサル軍団の一匹の若者が、突然海水でイモを洗い始める。軍団がこれを真似て島のサル全体に伝播する。しかし、不思議なことに、地理的に遠く離れた位置にいて、この情報を知るよしのないサル軍団でも、同じ時期、それまで無かった習慣である「イモ洗い」を始めてしまうという現象があります。ケイタイもテレビもパソコンも無いのに、遠く離れたサルたちが離島のサルのイモ洗いを遠隔透視しているのではないか？と思ってしまいますね。

宗教家が背徳の道具として眼鏡の使用を認めなくても、人々の夢見る権利まで奪うことはできません。そればかりか、サルのイモ洗いのように、特定の人だけには一般の人には見えないものが見えてしまう、という現象もあるようです。これはまだ、科学で解明されていない部分かと思いますが、上島さんの最新科学情報に照らした場合、どうコメントされるでしょうか？

訓練された目

通常視力と特殊視力の間に、「訓練された目」が存在します。例えば、絵描きが「デッサン」と呼んでいる世界です。ここを話し始めると、上島さんの「光」「色」の話と同じく、牧野の分野で力が入ってくるのですが、できるだけ分かりやすく話してみたいと思います。

絵画の基礎勉強をする人が、よく人物石膏像とか立体物を写実的に描く練習をしていますね。あれは訓練をしていない人から見ると、「写真のようによく描けていますね」というのが良い評価であるかのようになっていますが、実は「三次元の立体を頭の中でどのように捉え（どのように見て）、二次元の紙の上に表現するか」という訓練なのです。

言い換えれば、デッサンは「私は三次元世界をこのように見ています。紙の上に描いて報告します」という報告書。教師はそれを見て「ああ、少しよく見えるようになりましたね。しかし、この肩の部分は、後ろが描けていませんよ」などと評価します。目の前にあるモノがただ光学的に見えているだけでは、絵描きとしては基礎技術を習得したとは認知してもらえません。

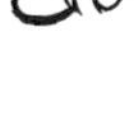

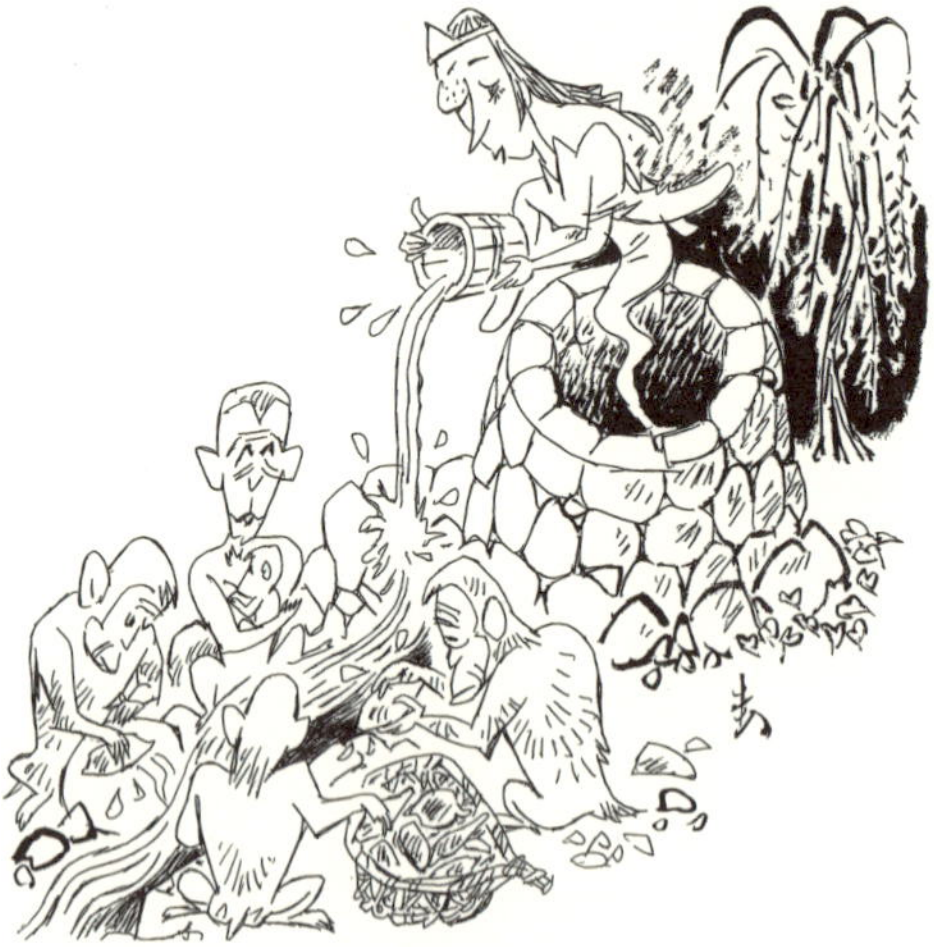

図1　サルのイモ洗い

これは、宮崎県の最南部にある幸島の話ですね。ライアル・ワトソンの『生命潮流―来るべきものの予感』（工作舎、1981年）で紹介され、この本でいくつかの解釈が示されています。一つ目は、情報が伝播しないところで突然同じ現象が起こった（時空間を越えた共鳴波動場がその源と考えられており、ある程度の数の同期現象がきっかけになる）という解釈。二つ目は、幸島でイモ洗い文化を取得したサルが、海を渡って本島に渡り、そこで文化を教えた（幸島と本島の距離は150mほどの距離しかなく、海は砂地で浅く、大潮のときは陸続きになることもあり、小島にサルが海を泳いで渡った記録も残されているから）という解釈。最後によく言われるのが、偶然（通常のサル集団での文化ではないが、海に浸かった泥つきの芋を食べてみると美味しかった、という経験をする機会があってもおかしくない）という解釈です。

さて、この三つの内どれが有力そうかは、現状の科学の方法では決定できないと思います。追実験やより詳しい観測を継続していないので、そもそもその現象がどんなものか分からないということです。私なら、新科学情報を得るためにも、ほとんど同じ状況において、追実験やより詳しい観測を継続することが、科学の方法であり、それを気長に続けていくしか無いように思います。（上島）

描き手は「私は像の後ろがどのようになっているかを知っています。正面からは見えないその量感を、肩のこの線で表現しました」と、現実世界に存在しない「線」で、後ろ部分の認識を、鑑賞者に伝えようとします。

「線」は、人物と背景の間の境界で、水平線のようなもの。海には線が引いてあるわけでありませんが、丘の上から見渡した海には確かに「水平線」という線が見えます。地球はまるいのですから、水平線の位置に着けば、またその向こうの水平線が見えるはず。えんえんと続く「地球」の裏側を、熟達した画家は面と面との出会いとして捉え、微妙な濃淡や彩度で表現しようと試みます。人物デッサンの肩の線と同様、裏面（見えていない部分）を想像できるかどうか？に画家の技量が試される。そういう仕掛けになっているのです。

しかし、同じ画家であってもマンガ家の表現はちょっと違います。「『線』に見えるんだから線でいいんじゃないか！」と居直ってしまうのです。実際にそこに線が無くても、自分の目（イメージ）には線が見えるのだから線を描く。ファインアートで不可欠とされる「量感」「質感」「光と影」の表現も、時には無視して、単純明解な線だけで描き切ろうとするのです。それがマンガ家らしいデッサンである、ということもできます。

「モノの見方」「モノの見え方」それもマンガ家が百人いれば百通りの視点がある。今回の重要テーマのリフレイン、つまり、マンガにおいては「デッサンも百人百通り」なのです。

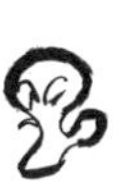

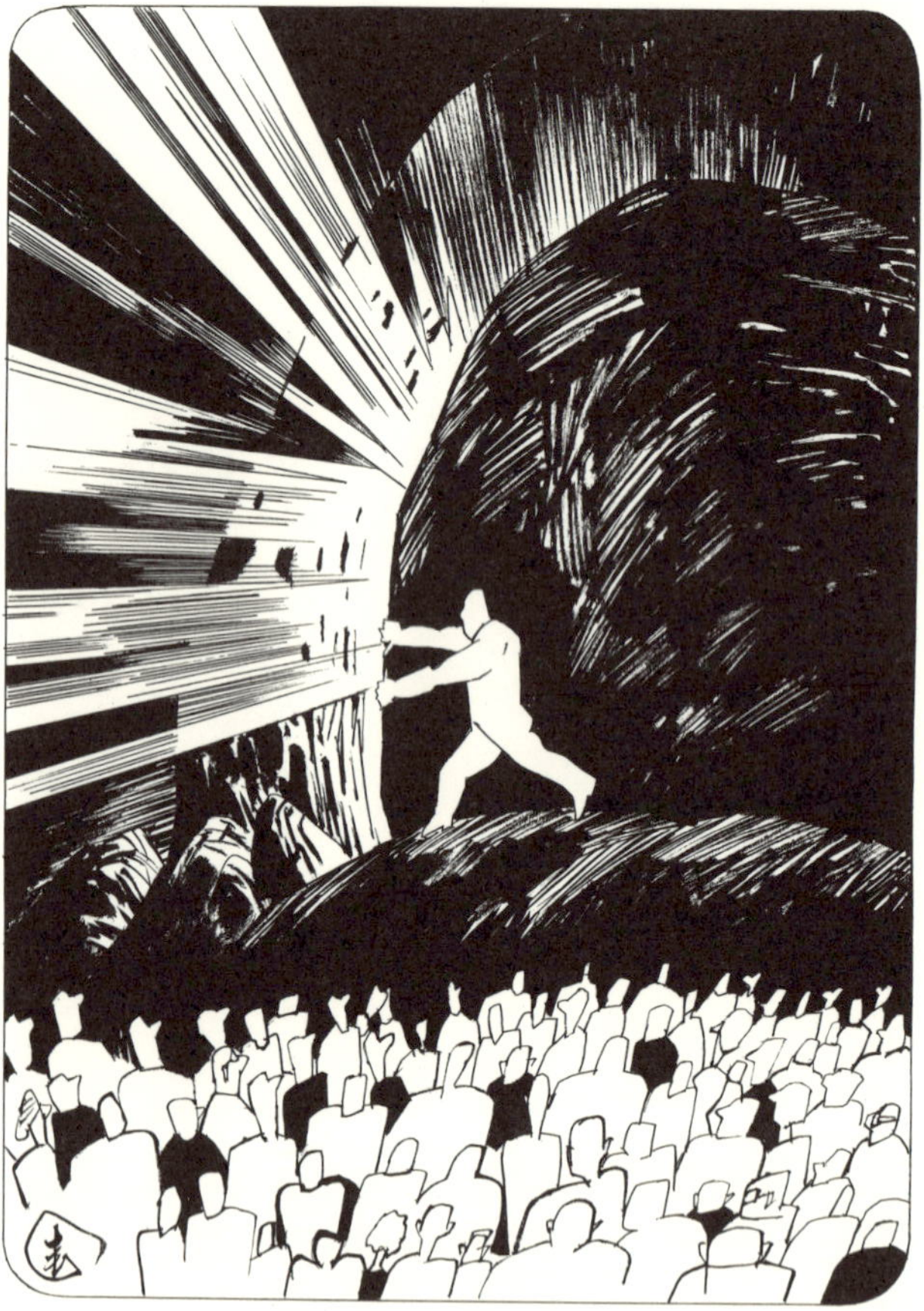

図2 マンガにおける光の表現方法

きれいな空気の山頂では、光は暗空間に光条として見えないはず。上島さんが指摘されるポイントであります。しかし私たちは、様々な体験の中から「光」が強く脳裏に焼き付けられた一瞬を思い出し、それを「感覚」として描き出します。（牧野）

科学の目

神々の領域である宇宙を眺める望遠鏡。細胞の活動から遺伝子の世界を見つめる電子顕微鏡。そして超微粒子の存在を見付ける光電管。大昔の宗教家はメガネを背徳の道具だといいましたが、そうであるとしたら、こうした最先端技術の成果は、すべて超・背徳の道具になってしまいますね。ガリレオが望遠鏡による観測の結果、天動説を唱えた時も、教会はこれを全面否定。弾圧してまでその研究成果を捨てさせようとしました。宗教っていったい何なのだろうか? と考えてしまいますね。

大気圏外に飛び出したハッブル望遠鏡は、星の誕生のシーンまで捉えることが可能です。電子顕微鏡は、原子の配列を観察することができるまでに性能を高めました。カミオカンデの光電管は素粒子の存在を実証し、スーパーカミオカンデの建設によって、さらなる探求を進めようとしています。

科学者でない者にとっても楽しいこのような「科学の目」は、超・ハイスピードカメラによる映像群を見せてくれます。例えば、ミルクに一滴《しずく》が落ちた際に出現する、美しい「ミルクの王冠」。水の入った風船が破れる瞬間。固いゴルフボールや、硬式野球の球が打たれて飛び出す瞬間の画像。弾丸と弾丸が正面衝突する際のつぶれ具合! 肉眼では見えるはずのない「時間の世界」が、科学の目によって鮮やかに再現され、驚きと共に、深い感動を私たちに与えてくれます。昆虫の世界が

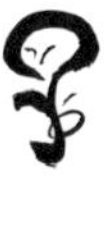

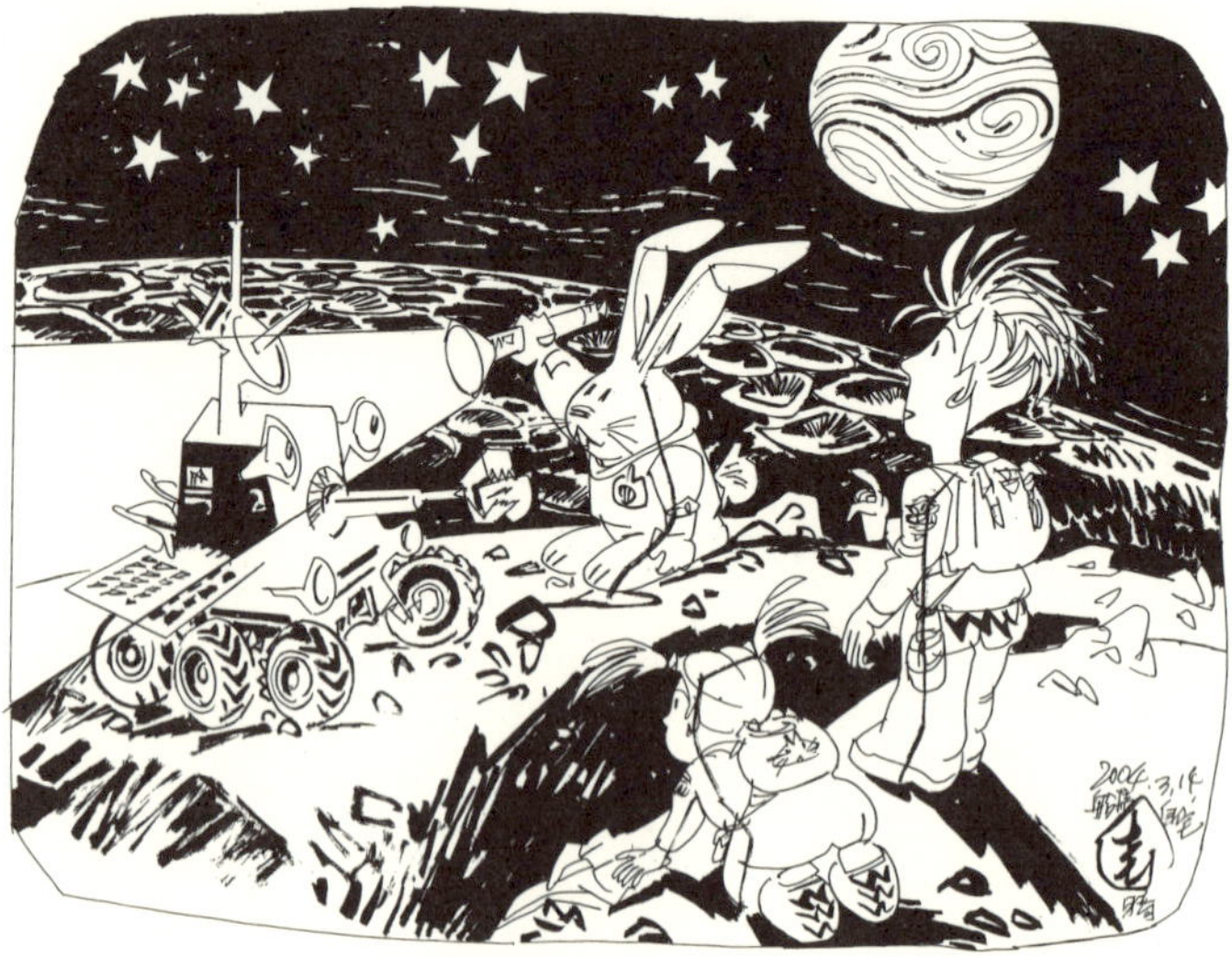

図3　科学によって新しい視点が与えられる—「可視化」の一例

真っ暗な中を、懐中電灯で照らすとどのように見えるのか？　この図のように見えるのが当たり前のように思っている人が多いと思います。

しかし、実際は物体に光が投影されるだけで、途中の光の筋は見えないはずです。光は物体に向かってまっすぐ進むだけで、横から見ている観察者の方向には飛んでこないのです。つまり、目に懐中電灯の光が入ってこないので、光の筋も見えないということになります。

実際に目に見えている画像と、「光が直進しながら広がっている」という、光に関する知識を総合した結果、このような図が頭に浮かぶようになっているのです（上島）。

ハイビジョンの大型画面にクローズアップされた瞬間。木の枝から飛び立つカブトムシの飛翔の姿がハイスピードカメラで映し出されたとき。メジャーリーグの投手の手を離れたボールが、ゆるやかに回転しながら打者の前までやって来る映像。その映像に重ねて球種の解説がされるとき、私たちの固定観念は見事に払拭され、新しいイメージに塗り替えられて行きます。肉体や裸眼の衰えがあっても、この様なレンズの数々が新しい視点を与え、全ての人々を「超能力者」に変えてしまっているのです。

「紙の上」の目

さて、問題はこれからです。例えば野球マンガでは、投手が一球を投げ終わるまでの間に、数ページが費やされる場合があります。

物語の中で、宿敵を討ち取るために開発された「消える魔球」が今、その威力を問われようとしている。投ずる前の彼の脳裏には、その開発の苦闘のシーンが走馬燈のように映し出される。実際の時間は数秒間でしかない出来事であっても、マンガの舞台では長い長い想い出の時間として組み立てられます。苦労の思い出がハイスピードカメラの映像のように、二次元の紙の上に描き出されるのです。

先端科学による探求と、われわれの感性の世界との関係が、少しは見えてきたでしょうか？　愛を歌い上げる歌手たちが、執拗にリフレインで「愛」の機関銃を撃ち続けるように、私たちマンガ家も「想い」をキャッチャーミット目掛けて投げ続けているのです。

私たちは「目」という窓を通した「光」によって、対象を「感知」するということになるのですが、上島さんから、我々人類は「波長」の物差し（それも巻き尺のようにながーい）の途中の、ほんの一部を「見て」いるのだと、第一章で教えて頂きました。「紫外線」「赤外線」と呼ばれる範囲は、すでに人間の目で捉えることはできません。

では、洞窟の暗闇で生きるコウモリや、深海で狩をするクジラたちの「超音波」はどうでしょうか？ 人類様式（？）で見ているわけではありませんが、「光によって対象を感知」するのが「ミル」行為なら、彼等は目に拠らずして「ミテ」いることになるのではないでしょうか？

目を通して感知した事象を、マンガは紙という二次元の世界に定着させます。その際、耳を通して感知した「音」も、同じコマの中に描き加えます。さらに、「フワフワ」「サラサラ」「スベスベ」などの触覚や、「シーン」「シンシン」「ハラハラ」「ソワソワ」といった空気感覚？までもオノマトペとしてマンガの中に取り入れています――ひょっとして、何らかの振動を感知しているのでしょうか？

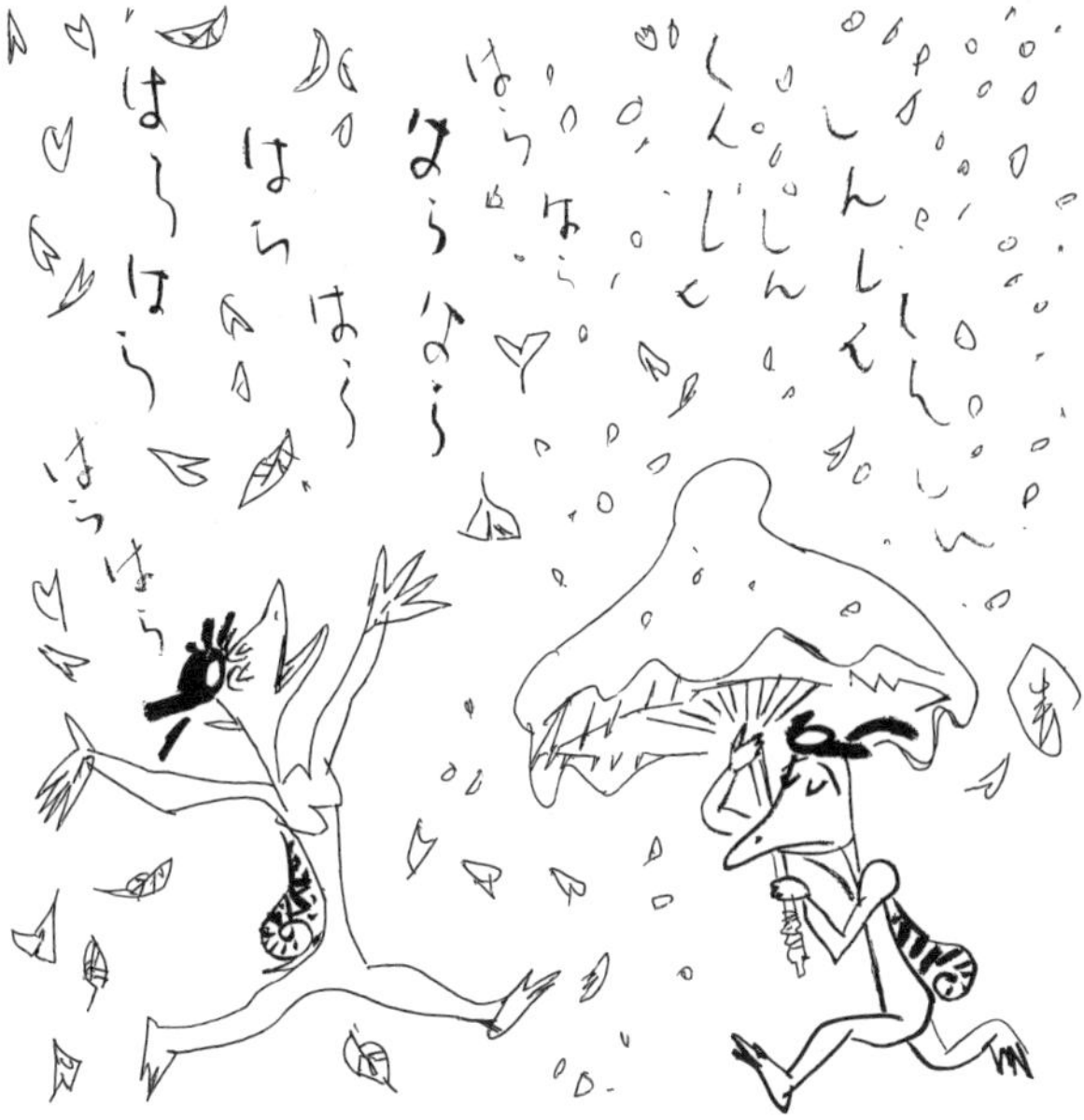

図４　擬音語をマンガで表すと─「オノマトペ」の一例

少し経験を言いますと、本当の無音のところにいくと、「シーン」は聞こえてきます。これは、耳が、空気の振動を鼓膜で電気に変換し、脳に伝えているからで、その意味でのノイズと考えていいと思います。実は、その「シーン」の先には、自分の耳の中の「血流の音（心臓の脈動入り）」が聞こえてきます。「シンシン」も、雪が音を吸収する性質があるので、実際にそのように感じる可能性が高いです。「ハラハラ」「ソワソワ」は、面白いですね。けど、何かあると思います。また、これらの言葉を様々な国で比べるともっと面白いことが分かりそうですね。これなら、言語を超えてその文化の理解が広がりそうです。（上島）

ガリレオの望遠鏡と、教会の「経験値」というレンズ

さて、ここでは「経験値」が「見る」ことに与える影響について考えてみましょう。

先ほども登場したガリレオですが、彼は望遠鏡を通して天体観測を続け、ついに地動説を唱えます。もう伝説的物語の範疇に入った、彼と教会との確執は、生死をかけた壮烈な戦いであったはずです。当時の絶対的権威・権力であった教会と聖書の内容に対して異論を唱えることなど、現代では想像もできないエネルギーを必要としたに違いありません。近年話題になっている『ダヴィンチ・コード』（ダン・ブラウン著、角川書店、二〇〇四年）も、レオナルド・ダヴィンチと、教会のタブーの「闘争」であると捉えてもいいでしょう。こちらはキリストの記述そのものに異論を唱えるものでありますから、ガリレオよりさらに困難な立場にあったと想像することができます。科学者も芸術家も「真理」を求める気概において、勇者であったことは間違いありません。

では、教会側は非科学的な「分からず屋の集団」であったのでしょうか? 当時の最先端科学技術である望遠鏡は、本当に一握りの研究者のみが手にできる武器でありました。九九パーセントの一般市民は、聖書という人類の「経験値」に依拠してすべてを考えていたのだと思います。現代にあってさえ、キリスト教世界は聖書を尊いものとして、この「経験値のレンズ」を通して世界を見ていることになります。イスラム教世界のコーランは、さらに強い力をもって、独自世界を守ろうとしているようにも見えます。

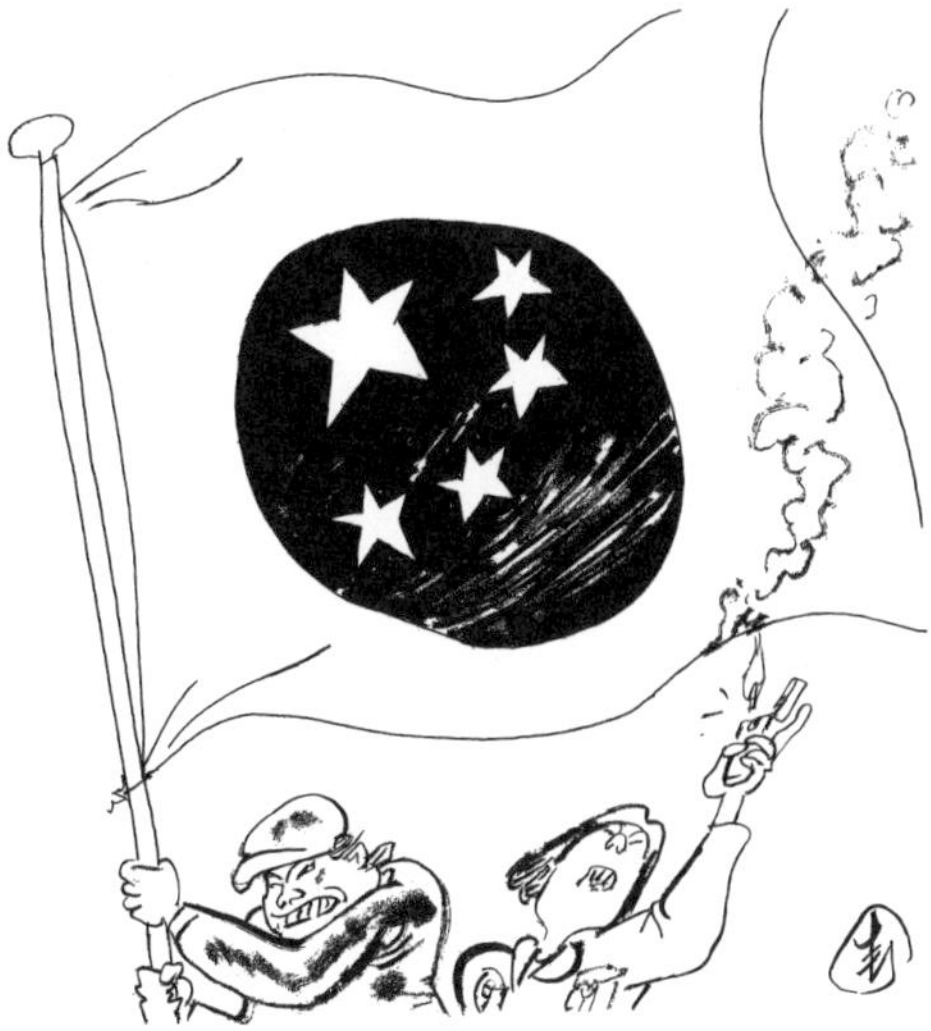

図5　一枚の戦場・一頁の宇宙

授業で「一枚の戦場」というテーマで描いた絵です。

牧野はストーリーマンガの学生を指導していますが、カーツーン（一齣漫画）の専門家です。28年前、読売新聞東京本社在籍中に立ち上げた「読売国際漫画大賞」には、毎年世界中から約１万点ものカーツーン作品が集まります。その表現スタイルも各国様々。個々の作家それぞれの多様な表現であります。

共通点と言えば、一枚の用紙の中で完結している点のみです。裏返せば、一枚の紙の中の戦争であり、よほど反社会的、反良識的内容でなければ良しとしているわけで、大変に自由であります。いや、「反社会的」という縛りも国によって大きな温度差がありますので、日本で審査する場合は、ほとんどタブーがありません。ただ、選考委員によっては、絵画表現の厳しい自己基準に照らして、自分の好みを強く反映される場合はあります。

そんな時、「コミックマンガスタイル」の作品はカーツーンでないという烙印を審査前から押してしまう場面にも遭遇してきました。「いや、これも多くの表現スタイルの一つである」とするのが牧野の視点です。唯一の条件は「一頁で完結していること」とし、見出しの課題を学生に出して、良い成果を上げています。（牧野）

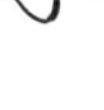

二つの「絶対的価値世界」が衝突すれば、どんなことになるか? 私たちはいまその答えを眼前にしています。

私の個人的な範囲でも、ムハンマドを風刺マンガにしたマンガ家や、それを掲載した新聞社が、どのような立場に立たされたか? その余波は遠く極東の島にまで及んできました。二〇〇五年九月、デンマークの『ユランズ・ポステン』紙が「あなたにムハンマドはどう映るか?」というテーマでマンガ家に作画を依頼し、一二人のマンガ家が依頼に応じてマンガを描きました。二〇〇六年に入って、そのマンガが欧州主要諸国の複数の新聞に転載されたことから、事件は広がりました。中東のイスラム諸国の国民は怒りを一気に爆発させ、デンマーク製品の不買運動をはじめ、シリアやレバノンではデンマーク大使館へ放火するなどの抗議行動を行いました。表現の自由を重んじる欧州諸国と、厳しい戒律を遵守するイスラム諸国との対立です。私たち日本の風刺マンガ家も、糾弾された世界のマンガ家を「表現の自由を守る」立場から支援する勇気を試されたのです。

しかし、どちらが正しいのか? と問えば、互いが自分の信ずるところを振りかざしての確執であり、明快な答えが見付かるはずもないのです。

ガリレオのレンズは地動説を確かなものとして、科学の発展に大きく寄与したのですが、宇宙のすべてを見通すことができたわけではありません。現代の最新鋭機スバル望遠鏡や、ハッブル望遠鏡が星の誕生シーンまでを映しだしても、「宇宙の果て」は、まだ見当さえ付かぬ遠いところにあります。

一方で、我々の感覚機能も、小さな個体から宇宙を見た「実感」として正直に働きます。感覚としては、未だにお天道様は東の空からにこやかにお出ましになり、天空を旅して西の空に沈んで行きます。星々は何億光年、何十億光年離れた立体的配置にあると分かっていても、夜空をキャンバスにした平面的な「星図」のほうが、リアルな（分かりやすい）実感を伴って脳裏に焼き付いています。その非現実をベースにした星占いは、経験値のレンズを通して見た正論として、未だに多くの信者を失ってはいないのです。

隣り合った列車の車窓から、静かに動き出した対向列車を見ていると、一瞬、どちらが動き出したのか？ 分からないことがあります。昔の機関車なら、必ず「ガタン」という衝動があってから出発しましたから、こんな錯覚を経験することはありませんでした。鉄道技術が進んで、電動車が全く衝動なしに静かに動き出すようになると、私たちの感覚は自分が動いているのか、見ている対象が動いているのかさえ分からないのです。

そうした「肉眼による自分の視点」だけが正しいと考えていれば、天動説を受け入れ、大地は平板で何処までも続いていると考える人がいても、何ら不思議ではありません。

ガリレオがいくら精巧なレンズを持っていたとしても、そのレンズだけで「正しさ」をはかることができるとは、言い切れないのではないでしょうか？ そのレンズを覗いているのは、同じ感性の、不完全な生物であるからです。

感覚を目に見える形にする

このように「感覚」にもとづいて「正しさ」を考えてみると、マンガ家は、どちらかといえば天動説的感性の持ち主が多いように思われます。一定の科学知識を持ち合わせていないわけではありませんが、あくまで自分の頭、自分の体の感覚を中心に考える習慣を持っていると思われます。「世界は自分を中心に動いている」と考える「ジコチュー」の世界像です。自分の感性に合わなければ、それは科学理論の方が間違っているとさえ受け止めるのです。そうでなければ「創作活動」において、一歩も前に進めないのかもしれません。

私とほぼ同年齢であった萬画家・石ノ森章太郎氏は、バッタからイメージした『仮面ライダー』のキャラクターや『サイボーグ００９』の作品設定で有名ですが、その時代の最先端技術の動向にたいへん敏感でありました。スーパーマンのイメージに、少年たちが好きな「昆虫」とカッコいい「バイク」を結びつけた発想は、マンガ家だけに許された特権なのかも分かりません。「なぜバッタで、なぜバイクなのか?」の疑問の前に、好きだから、興味があるから取り組んで「創作」してしまうエネルギーこそが、「マンガ」「まんが」「漫画」の特徴です。

そうして確実に少年ファンの心を掴んだ彼のキャラクターが、彼の没後も活動して、成長・進化を続けていることにこそ、着目しなくてはなりません。理詰めで行けばあり得ない組合せに、明確で自信に満ちた形状を与え、多くの読者とその感性を共有する。こうした感性に基づいたマンガの世界と科学世界を対比することに、この本の意味があります。

『サイボーグ００９』に関して石ノ森氏と話しをしたときも、彼は「これは夢物語でなく、近未来の青写真である」と固く信じていました。科学知識は「適度」であることが彼の創作意欲を刺激していました。

かつて私が専門科学者の前で「クローン人間」に関して話した際は、「牧野さん、マンガ家が想像するのは自由ですが、クローン人間は不可能なのです。私たちの研究現場では、それはあり得ない、というのが常識になっています」と、ほとんど冷笑・失笑に近い表情で申し渡されたものです。もう二五年〜三〇年前の話です。私にあるのは「感性」だけであり、何の科学的裏付けもありませんから、笑って引き下がるしかありませんでしたが、事後、石ノ森氏にこの話をしたところ、真顔で「いや、それは必ず実現するよ」と断言していました。今や、人間のクローンが可能であることは常識になりつつあり、その研究を法律で拘束せざるを得ない状況にあります。

牧野的デッサン

デッサンとは何か？ ファインアート、デザイン、マンガに止まらず、あらゆる分野で「デッサン」は論じられてきました。この本の中でも再三触れてはいるのですが、ここでひとつ、私なりにまとめてみようと思います。

学生から「先生、デッサンって何ですか?」と質問を受けると、私は「それはものの見方のこと」、「あなたの目が、対象をどう捉えているか?を、平面に表して伝え得ること」と話しています。しかし、実際には、美術大学での入試の多くが、石膏像や、ワインのビンとパン、それに布やロープを加えたようなモチーフを課題としています。三種以上の質感の違うものを組み合わせて、写実的な描写力がどこまで到達できているかを見極めるようなテストです。

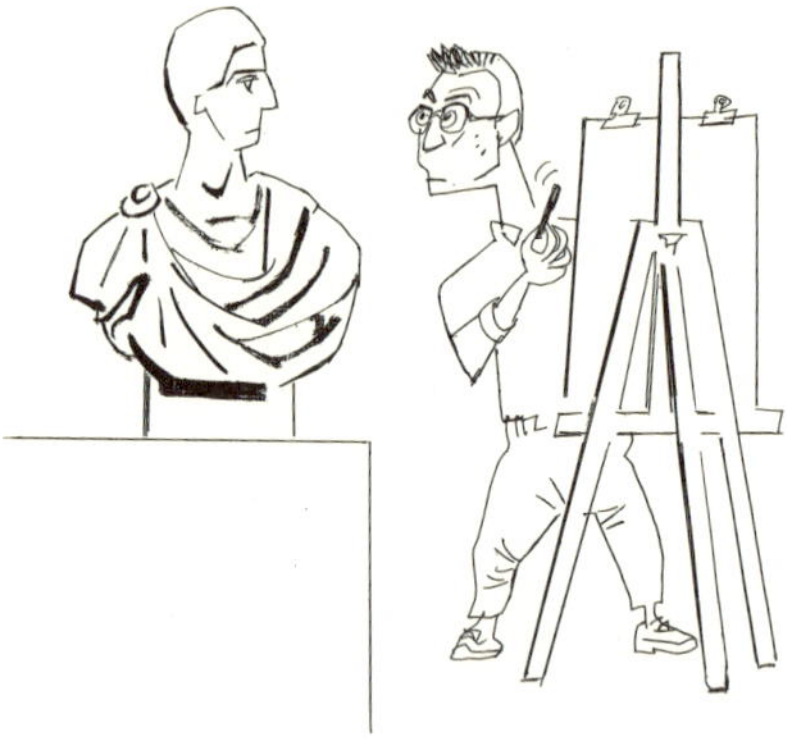

図6　もう50年も前のことですが…

デッサンは、教師にも、学生にも、そうして一般の鑑賞者にも一番納得の行く最大公約数的なモノサシです。三次元の立体物に光をあて、できた陰影によって対象を捉え、その正確な数値(濃淡の分量)を二次元の紙の上に置き換える——これは三次元物体をカメラレンズが明暗で捉え、印画紙という二次元平面に置き換えてゆくプロセスに似ています。

しかし、「写真的に対象を写し取った」だけの鉛筆(または木炭)デッサンは、いかに「正確」であっても、高い評価を受けられません。私たちの「目」を通しての経験は、カメラレンズとは違い、モチーフの裏に回ったり、時には触ったり、持ち上げてみたりして「モノ」を確認したあとの総合的イメージであるからです。ここでは対象物の裏側や、重量感、触感までを描くことが求められるのです。

現在のアトリエは、蛍光灯の混合光線で昼光に近い環境を生み出すことが当たり前になっています。理想的な位置からの光線を何時間でもモチーフに与えることが可能なため、ゆっくり描くことができるようになっています。しかし、私の高校生時代——もう、五〇年も前のことになってしまいましたが！——蛍光灯が吊してあっても、それは夜間に点灯するものであったため、昼間は天窓から降り注ぐ太陽光の下で絵画制作が行われていました。夕刻になると、トップライトのお日様の光量が激減し、室内が薄暗くなってしまいますから、長時間勉強するためには昼用と夜用の二枚のカルトン（木炭紙を貼る厚紙パネル）を用意します。石膏の明暗が分からないほどにあたりが暗くなると、カルトンを夜用に取り替えて、蛍光灯を点けたものであります。

いっぽう絵画のデッサンは、光を忠実に描くことが求められましたが、彫刻家向けデッサンは、必ずしも光に忠実であることを要求されず、対象を（立体として）しっかり捉えているかどうかが、評価の基準でありました——と、こう言っても、こうしたデッサンを実際やったことのない人には実感が伝わりませんね。フランス印象派画家の絵画を思い出してください。彼らは、同じ風景が太陽光の量や方向によって、どんどん変化することに着目しました。朝・昼・夕刻と、同じ場所で描き分けてみたりもしました。絵画のデッサンは、「色」が重要ですから、「光」に敏感であることが当然必要となってきます。

しかし、古典的な彫刻は、大理石、ブロンズなどが最終の成果物でありますから、「固有色」はそこでは消滅し、単色での表現になってしまいます。「形」「質感」「重量感」などがポイントですから、「光」を第一義にすることはないわけです。極端な表現をすれば、暗闇のなか、手探りで対象を感知し、描写対象を粘土や石、木などに置き換えて表現しても、その感覚と認識が第三者に伝わればいいのです。

対象を感知するという視点に立てば、ここでは触覚が「目」の代わりをしているのです。例えば、暗闇で生きる者同士のコミュニケーションは、それでも成立すると言っていいでしょう。洞穴の中のコウモリや、深海のクジラたちが、超音波で交信し、対象を把握している姿を見れば、目に見える「光」が物事を把握するためのすべてではないと分かるはず。いや、正確に言えば、「人間の目に見える光が全てではない」ことになります。

そして上島さんの説に従えば、人間の目の機能にも個体差があって、一律でないというのですから、一人の教師の感性をモノサシに授業を行えば、たいへんな間違いをすることになってしまうのです。「ものの見え方は個人によって違うのだ」という大前提に立って、その上でデッサン評価を行う必要があるのではないでしょうか。少なくとも「マンガ・デッサン」を俎上《そじょう》に上げるなら、このポイントを逃してはなりません。マンガ作家と呼ばれる人たちは、自分の体の中から湧き上がる様々な信号・要求に、一番敏感で正直な人々であるからです。

大学美術教育の枠内では「新参者」でしかないマンガ表現は、一見すると「絵」の枠組みに分類されますから、まだまだ従来型のファインアートのモノサシで評価されてしまい、入試でさえその方向が変わったわけでありません。これは身長を測るのに体重計を用い、体温を測るのに気圧計を使ってしまうような測定方法なのですが、「マンガも絵画の一形態である」という前提に立てば、現時点の評価基準は肯定されることになるのです。（個人へのイジメではなく、一定表現形式への集団的差別があった。それが他ならぬ大学の美術教育にあって、強固で陰湿であったという事実があります。マンガに内在するエネルギーを敏感に受け止める人ほど、その伸長を拒否する側にまわったのです。）この「モノサシ」は、ある人にとって深く真実であっても、社会の大多数がそれを認知しない限り「正論」ではないというわけです。多くのマンガ家は、体内から発する真実の声をキャッチしながら、（表面的にはシャイでありますから）社会の一般的評価に従っています。

しかし、一方で、体内の声と一般的評価の落差がマンガ家のエネルギー源になっているという複雑な構図があります。マンガにあっては「マイナスの状況をプラスのエネルギーに転化させる」という構造こそが、私たちのような議論を、なかなか浮上させない理由でもあるのです。こんな時、マンガ表現にとっての幸運は、上島さんのように科学者にしてマンガ的感性を持ち合わせた人物が登場してくることにあります。

関東では、最も先端的な感性をもつ「秋葉原の街」が、家電の牙城という立場に拘泥せず、「フィギュア」や「萌え」というキーワードに象徴される人間本性の内からの声を、全面否定せずに受け入れている、という希有な事例もあり、社会のモノサシが大きく変化しつつあることを示唆しています。「秋葉原」そのものがモノサシであると言えるかもしれません。

自由経済のナマの姿が反映する街であるからこその「本音」が透けてみえるからです。

デッサンはマンガでどのように生かされるのか?

では、従来型のデッサン修行はマンガにおいて全く無意味か? いや、無意味ではありません。体力もお金も技術も、あればあるにこしたことはありません。表現のために、それだけ多彩な道具を手に入れたことになるのですから。

ただ、仮に「それが無かったら全くマンガが成立しないのか?」と、再度問うなら、そんなことはない。「無いから面白い」というケースさえ有り得るのが、マンガ表現です。デッサンなどの従来型の「手業」が無く、一見コンプレックスの塊《かたまり》のように見える作家が、それゆえに居直って、実に面白いマンガ作品を描いてしまうという現場に、私は何度も立ち会ってきました。

国民栄誉賞まで受けた『サザエさん』の長谷川町子氏は、生前、仲間から「絵が下手だ、下手だ」と言われ続けました。『サザエさん』と同じく、朝日新聞に『フジ三太郎』を長く連載したサトウサンペイ氏は、政治漫画の先輩に新聞社ビルの屋上に呼び出され、「キミはデッサンの勉強をしたことがないだろう。一流になるならもっとデッサンをやりたまえ」と説諭されたそうです。実際、石膏デッサンをして見てもらったことがある、と述懐していました。

サトウサンペイ氏と親交の深い東海林さだお氏、その仲間であった福池泡介氏なども、いわゆる「絵画派」「アート指向派」ではありません。手塚治虫氏ですら、「正式な絵画勉強をしたことがなかった」と、生涯口にし、気にされていました。

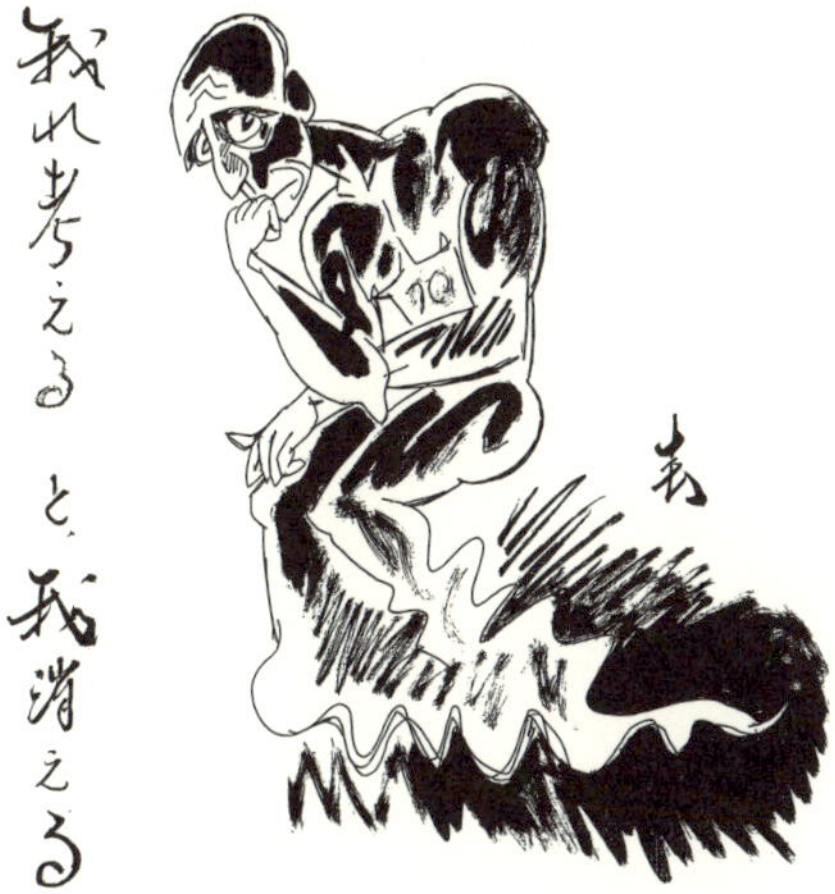

図7　ブロンズ像をマンガで描くと

しかし、右記のどの作家も、自分自身のスタイルで十分に読者の心を捉え、魅了していたのです。「石膏デッサン」などをしなくても、自身の「目」でしっかり対象を捉え、心を読者に伝えることができたのです。

「絵の勉強はしても構いませんが、しなくてもマンガを描くことはできます。そのためには『心の目』でしっかり対象を見つめ、その本質を掴みなさい。もしも『石膏デッサンをしたことがないね』といわれても、たじろぐことはありません」というのが、適切なアドバイスなのかもしれません。

2. マンガの「表現」とはどのようなものか？

擬人化

では、マンガにはどのような表現方法があるのか。ここでは、いくつかの表現例を紹介します。まず、やなせたかし氏の作品『アンパンマン』を例にとってみましょう。人間とアンパンとバイキンとは三者全く大きさが違っているのですが、マンガでは主人公のアンパンが擬人化の手法によって人間大（等身大）で登場します。二頭身から二頭身半の体は、幼児・少年の体を表現しています（アニメーションでは声も少年）。加えて、スーパーマンのイメージや能力も重ね合わせています。さらには、食べ物としての機能もちゃんと備えていて、「事件に遭っておなかを空かせた人には自分の頭を食べさせてあげる」という、特異な能力をもつスーパーマンです。「アンパン＋少年＋スーパーマン＝アンパンマン」なのです。

注目すべきは、アンパンマンに対抗する「バイキンマン」で、本来肉眼では見えない大きさの「細菌」が、擬人化の手法で少年（アンパンマンと同じ大きさ）として描かれ、悪魔のイメージを重ねて表現されています。「バイキン＋少年＋悪魔＝バイキンマン」です。自然界ではありえない結合が、イメージの中ではやすやすと成就し、実現した「混成物体」は、結合前の機能・特性を持ち続けているのです。

ここで「等身大」と表現するのは、単に寸法だけでなく、読み手と同じ言葉を使い、理解しやすい形や行動様式までを表す存在――という意味です。具体的にはアンパンマンの読者・鑑賞者である幼児・少年・少女達にとって、自分と同じ「友人の範囲」にあるような、理解しやすい形（単純な円形に丸い鼻、単純な目鼻）と、混合比率（自分たちの好物であるアンパンと、元気な少年の合体＝キメラの度合い）によって表現されているのです。さらに、現実の自分たちより強大な力を持っているには違いないのですが、それも、空を飛ぶ、悪者をやっつけるなど、子どもの理解が及ぶ範囲内での表現にとどまっています。

また、バイキンマンの表現はさらによい事例になります。悪魔・悪者ではありますが、極悪人、人非人というまでの「非道」は行わず、あくまで意地悪なガキ大将であり、時にユーモラスな存在でもある範囲に性格設定されているのです。

これは物語を子どもたちに与える親達にとっても許容できる範囲です。成人映画の中に登場する「悪」は、鑑賞者が実人生の中で体験する以上の極悪非道ぶりを存分に発揮し、正義の味方がこれまた想像以上の残酷さ（？）で報復・退治する事を許容するように演出されていますが、これをそのまま幼児・少年・少女に与えれば、因果関係や物語が理解できないばかりでなく、娯楽の範囲を越えた恐怖やショックを与えてしまうことになります。実際はともかく、少なくとも親達はそう考

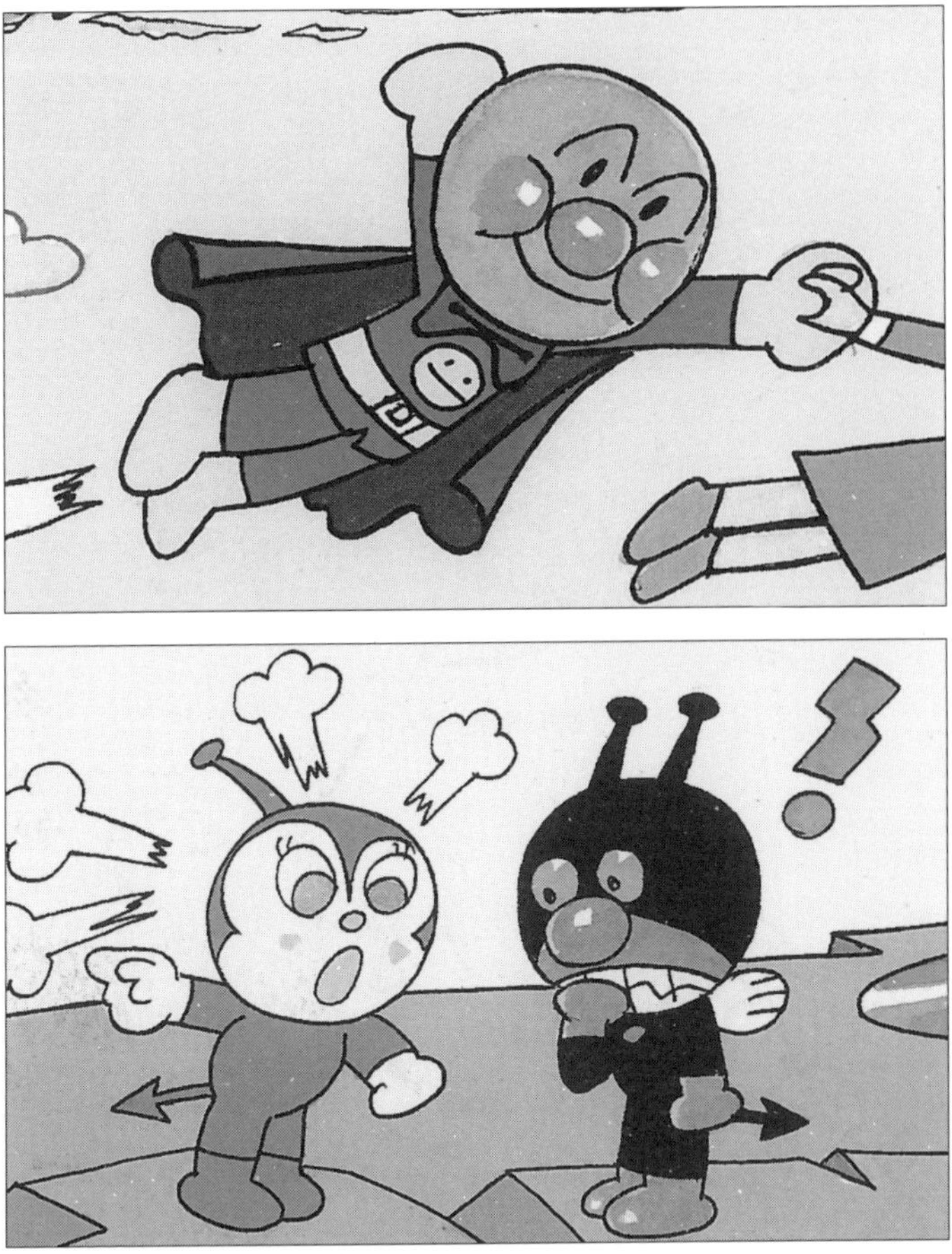

図8 上：アンパンマン、下右：バイキンマン
（やなせたかし『アンパンマンとみみせんせい』フレーベル館、1991年）
（©やなせたかし／フレーベル館・TMS・NTV）

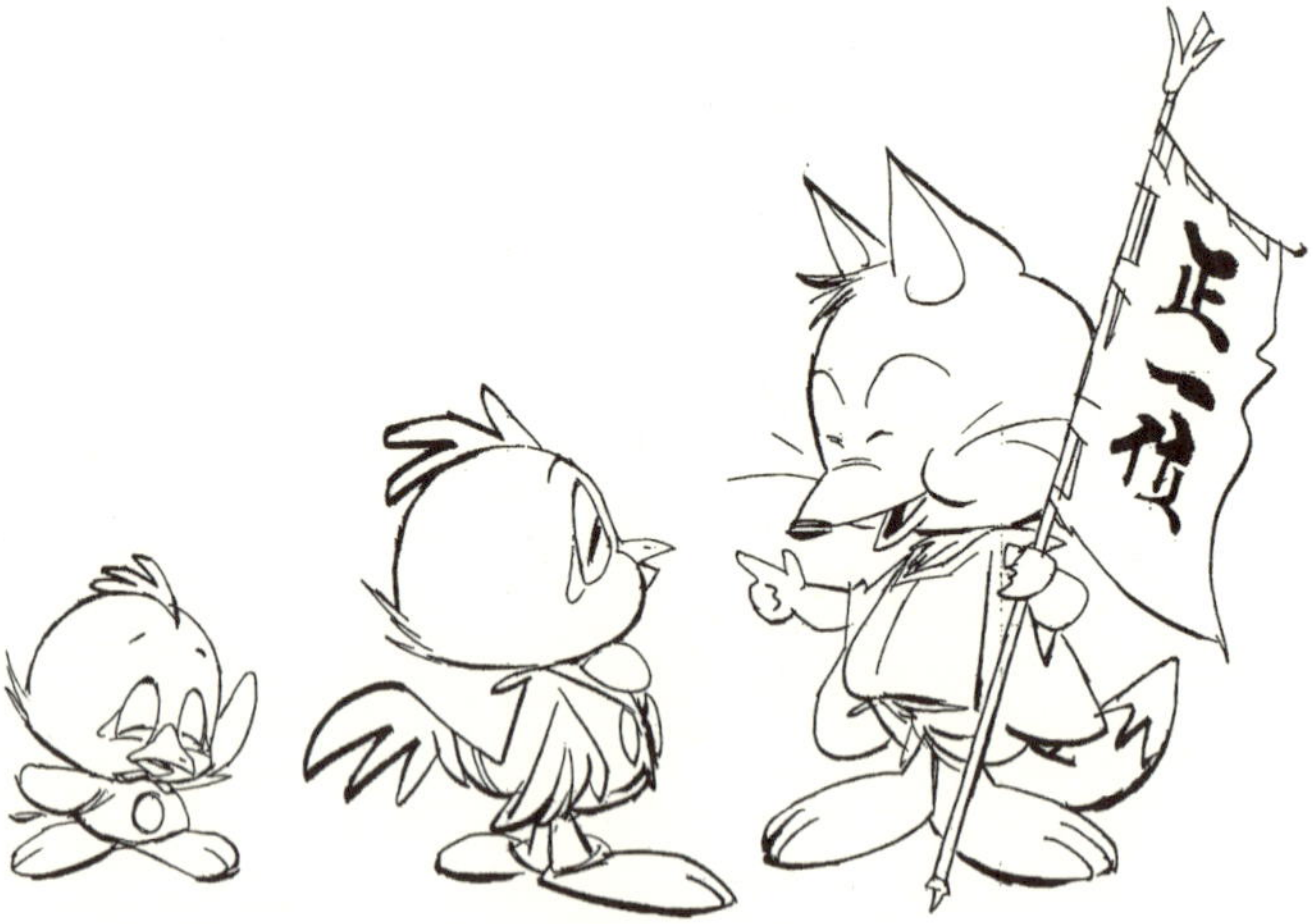

図9 動物の擬人化

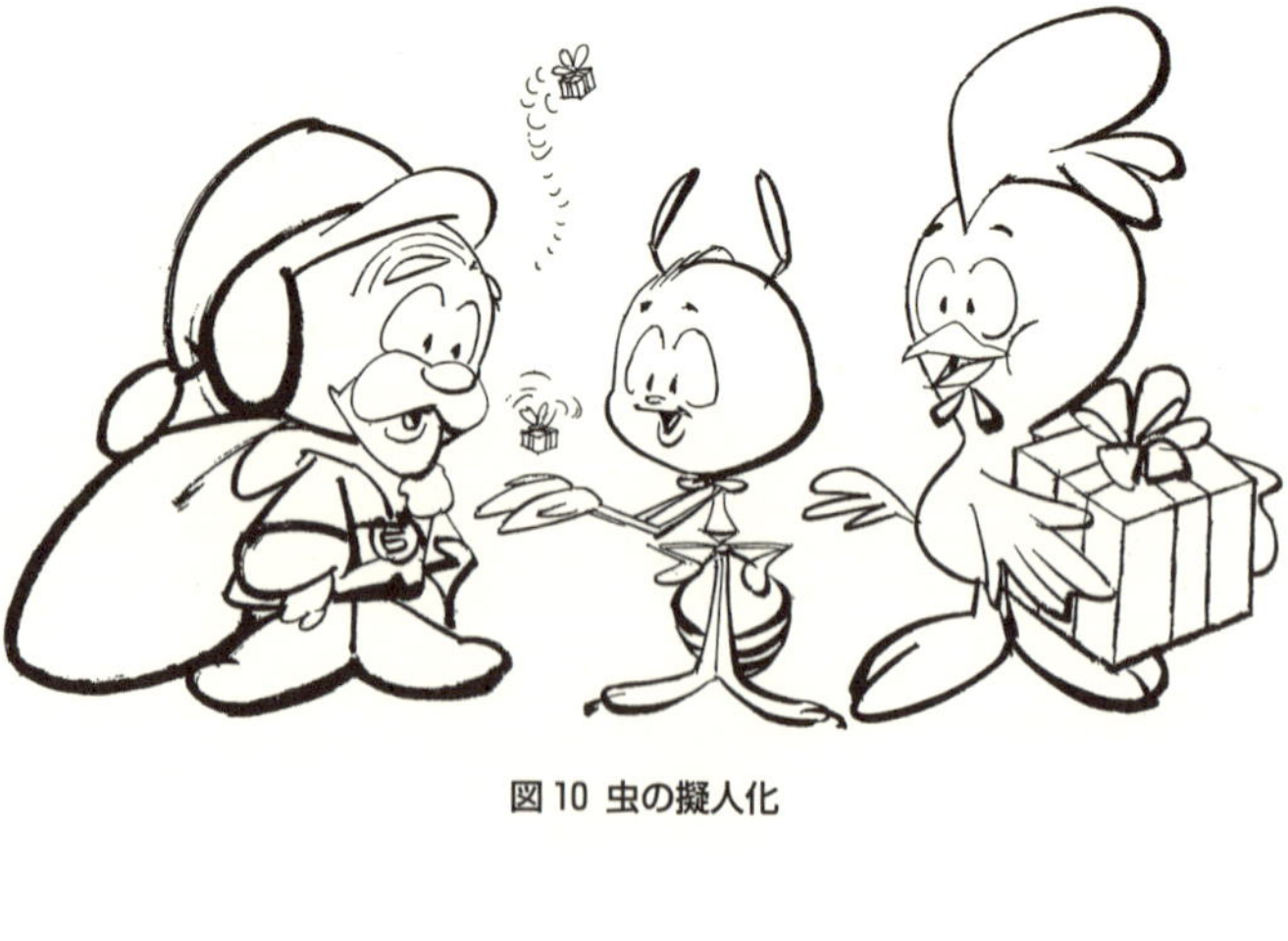

図10 虫の擬人化

えているので、ゲームやホラー映画に対しては、いつもそのマイナス効果が取り沙汰されています。こういった暴力や恐怖の描写については、自分の体験や、社会規範に照らしての選択が行われるのが通常です。日本ではその「縛り」が緩やかであり、そのためにこれほど多くの作品が日の目を見ているのだという指摘もあるほどです。海外諸国でも「縛り」はあるのですが、その中でも特に表現規制が厳しいのは「宗教」に関わるもので、時に専門家が驚くほどの徹底ぶりです。

このように日本の子どもたちは幼児期から実に多くのキャラクター達と付き合い、多くの物語に囲まれて成長します。規制が厳しく、偶像崇拝を忌み嫌う国情の子ども達と比較したら、同じ年齢であってもマンガの読み取り能力に大きな違いがあることは容易に想像できるのです。言い換えれば、日本の子どもは（その良否は問わず）こうした混合物キャラクターに対する「免疫」も早い時点から習得していることになります。

感覚の擬人化

それでは、さきほど取り上げた感覚が、「擬人化」の方法を用いてどのように表現されているのかを考えてみましょう。

例えば、縫いぐるみのミッキーマウスやグーフィなど、よくよく見れば奇妙な物体で、赤ちゃんにしてみれば、自分の頭ほどもある大きな目玉のネズミ！　であり、理解できるはずの無い生き物です。現にディズニーランドなどのアミューズメントパークでキャラクターと間近に接した赤ちゃんが、ワーッと泣き出すシーンを度々目撃しています。絵本やアニメーションでキャラクターの全体像を確認し、親しく可愛い存在としてのイメージを取り込んでいる子ども達が、自分達の何倍にも大きく表現されたぬいぐるみのミッキーも「同じキャラクター」として翻訳し、読み取るような能力を持っていなければ、それは「ミッキーマウス」には「見えない」のです。

では、伝統文化のキャラクターはどうでしょう。秋田県の冬の風物詩といわれる祭り「なまはげ」の鬼面・衣装・包丁などは、そのキャラクターを理解させるためと言うより、「お父さん、お母さんの言うことを聞かない悪い子はいないか！　さらって行くぞ！」という戒め・脅しとして「恐怖」を植え付けているわけで、善意の使いであるサンタクロースと対極にありますが、子ども達の心に深く焼きついてしまう度合いにおいて、彼を上回る強烈なイメージになるのではないでしょうか。子ども達を傷つけるのではないか？　という配慮する意識よりも、厳しい風土の中で親の注意や村の掟などの大切さをしっかり植え付ける意識が強固であったのかもしれません。

今のような少子化社会でなく、五人～一〇人の兄弟姉妹が普通であった時代には、全ての子どもに親の目が行き届くはずもなく、「あの淵に行ってはいけない。淵の底には河童が住んでいて尻こ玉を抜かれるぞ！」といった戒めが、子どもたちの冒険心に歯止めをかける唯一の方策であったのでしょう。そのためには、河童はあくまで怖い、不気味な存在でなければなりませんでした。

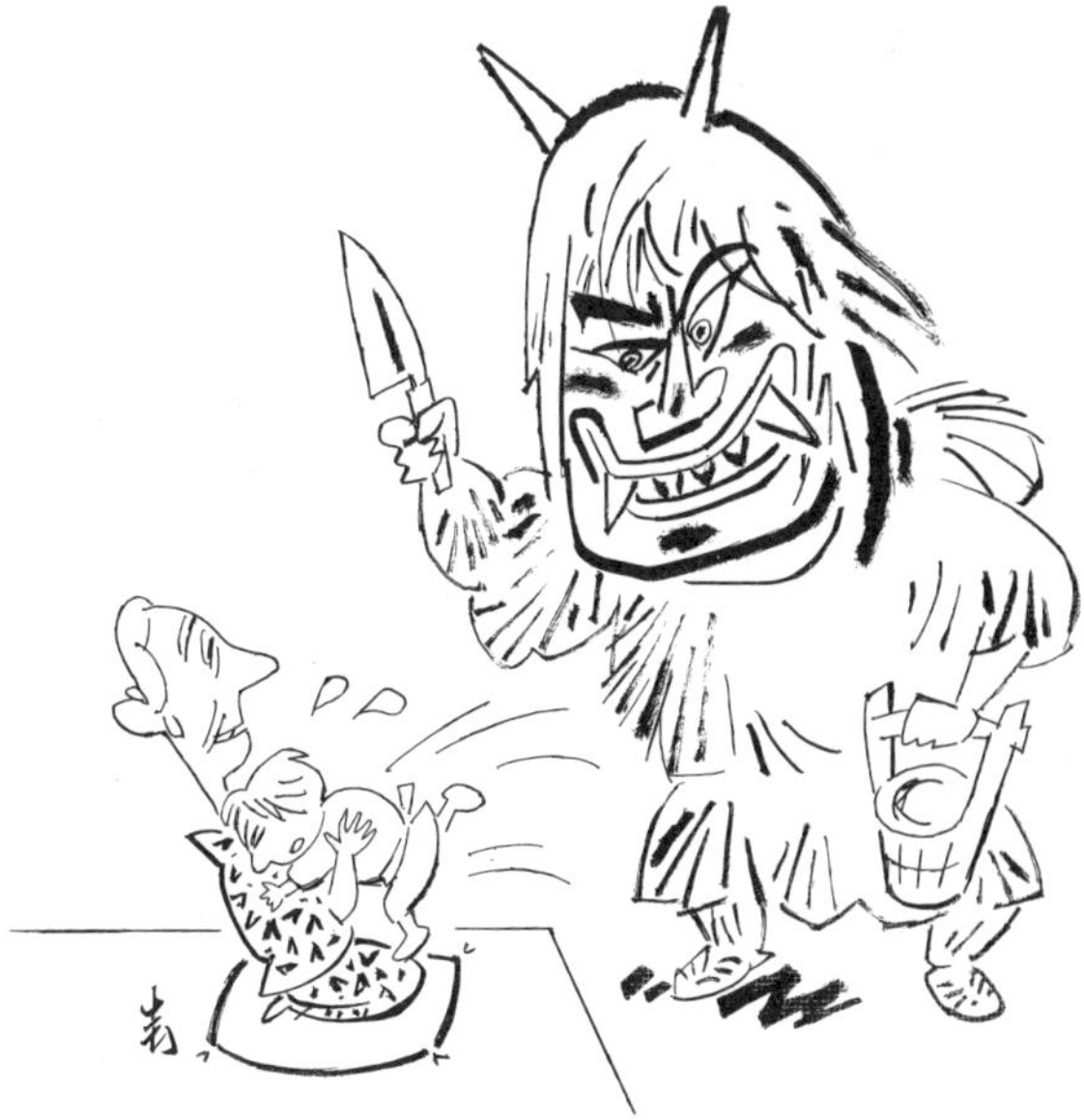

図11 なまはげ

　このとき、「淵は急に深くなっていて岸には粘土層がある。水は渦を巻いていて、冷たい湧き水もある。子どもは足をとられて危ないから、近付いてはいけない」などというよりも、「こわーい河童様がいて、尻こ玉を抜かれるぞ!!」の戒めの方が、ウソでも効き目がある、というわけです。

　つまり、深さや粘土に足をとられる、といった具体的な怖さを説くより、抽象的に「恐怖を擬人化」した親の戒告のほうが、頭に焼きつく効果が絶大であると言えるのではないでしょうか。——つまり、粘土や足を滑らせて深みに

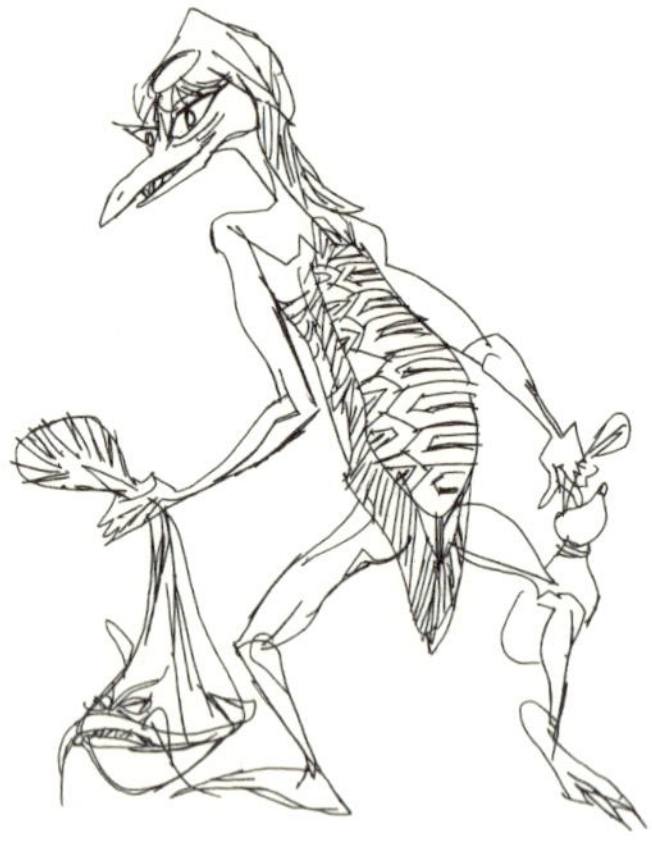

図 12 こわい河童の擬人化

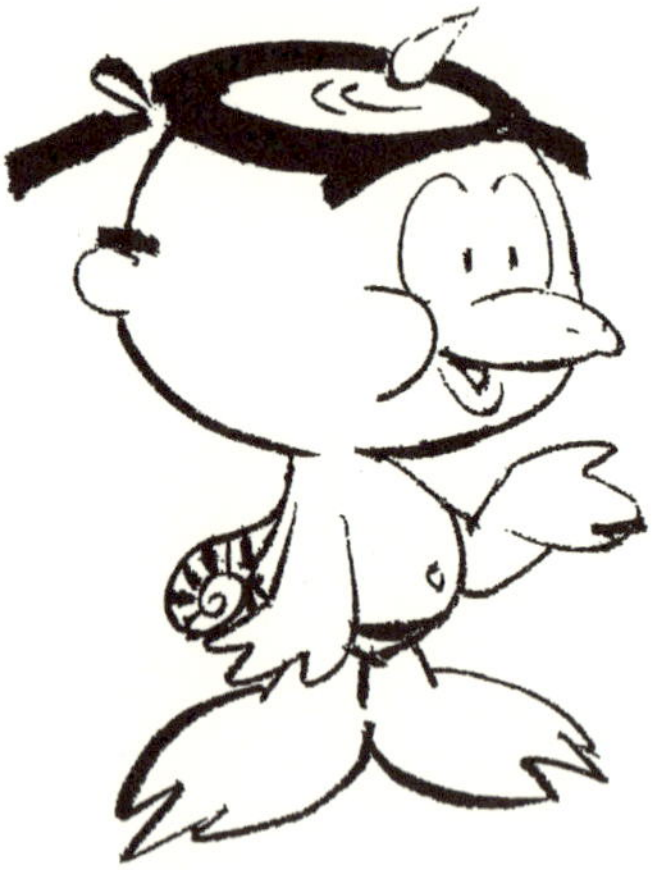

図 13 かわいい河童の擬人化

はまり、溺れてしまうイメージより、「ぬるぬるした肌の気持ちわるーい河童が、足を掴んで淵に引きずり込み、尻の穴に手を突っ込んで、大切な尻こ玉を抜き取ってしまう」恐怖の方が、戒めとして、より理解しやすいのです。恐怖をデフォルメしているのです。

度が過ぎれば、なまはげに対面して泣き叫んだ子どもは、離れの便所に行くことが出来ず、我慢した挙句に、おねしょをしてしまいます。なまはげは子どもにとってそれほどに怖く、妖怪は家の内外を自在に跋扈《ばっこ》しているようにイメージされていました。なまはげや妖怪は、決していい子であるはずのない村の子どもたちに、「悪いことをすれば祟るぞよ!!」と、常に牽制球を投げていたのです。部屋には小さな裸電球一つ。雨戸を開ければ漆黒の闇。夢の中には、はっきりとした映像で彼等が登場して、子どもを追い回し、小さな心を苛め抜いてゆくのです。暗闇は確実に彼らの住む空間であり、子どもにとって恐怖でした。

今、都会のビルや家屋は不夜城の趣で、スイッチさえ押せば暗闇は消え、彼らの姿も見え難くなります。暗闇体験のない子ども達もたくさんいます。暗闇の中でトイレに起きることも、ちょうちんを下げて墓参りに行くこともありません。暗闇の空間に、妖怪の息使いまではっきり感じた昔の子ども達と、満天の星空さえ見たことのない今の子ども達とでは、すでに恐怖に対する読み取り能力の差が明確です。日本の子どもの間でさえ、「見る差」「見える差」が大きくなっているわけです。

いや、しかし、「都会の中だけで見える恐怖」が新しく生まれているかもしれません。追突して子どもの命さえも奪って行く酔っ払い自動車は、そのまま凶暴な妖怪ですし、突然稼働中に止まって人を閉じ込めるエレベーターも、機械の中に住む何者かの意志が働いているかもしれないからです。

絵巻の百鬼夜行図は、粗末に扱われ捨てられた「物」達が、怨念をもって四条大路を練り歩く、当時の京の都（＝大都会）の妖怪たちを表していますが、コンクリートに封じ込められた地付きの神々や霊・妖怪たちがビルや自動車、高層ビルに取り付いてその環境を作った人間に、加害者、被害者の区別なく祟っているという物語も、これから可能かもしれませんね。

心をどのように表現するか

さて、恐怖などの感情、つまり心をマンガ家はどのように表現するのでしょうか。今や百花繚乱の脳科学と、マンガの〝心〟の捉え方を比較してみましょう。脳科学の硬軟取り混ぜての議論展開は、人間の活動の拠って立つところ全てを私たちに解き明かし、最も分かりやすいかたちで見せてくれるのでは…と思わせるほどの勢いです。しかし、脳科学の素人の視点から解説書や研究書にあたり、読み囓《かじ》り、聞き囓って見えて来るのは、「脳と心の関係」は、専門家でも十分解き明かしているわけでない、という事実です。いや、脳研究は「心」という最終目標を定めて、今、全員突撃を開始しているように見えます。現在はその途上にあって「科学的に見えるところまでには到達していない！」と断じても、間違いなさそうです。心は脳の一部なのか？脳の活動から離れた領域に有るのか？興味深いポイントです。

一方、最も非科学的（＝感性的）に物事を捉えるマンガ家は、アッケラカンと「ハート記号」を象徴的に採用し、ハート型を心臓そのものの表現にして、胸から取り出して破れ目を見せ、主人公が失恋で瀕死の状況にあることを一枚のマンガで表現したりするのです。これはマンガだけでなく、舞台上でのピエロの芸にもある表現で、一般に馴染みのあるものです。

失恋したら胸が痛い！愛を勝ち得た時は興奮で、心臓が飛び出しそうに反応する。こうした体の反応は、誰もが実感するところ――ですから「心」を心臓と同義と捉え、胸に宿っていると感じ

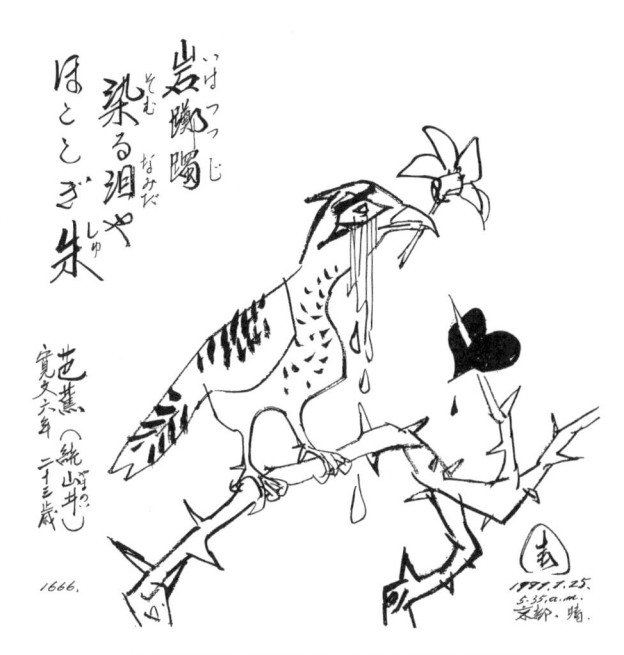

図 14「岩躑躅　染むる泪や　ほととぎ朱」の作例
（俳句の出典：佐々木清著『風呂で読む芭蕉』、世界思想社、1993 年）

託卵される相手の「モズ」の「早餐」として、ハートが刺さっています。若い頃の芭蕉の句は、「芭風」が確立していないとして評価はあまり高くありませんが、マンガの絵付けをするには想像をかきたてられ、なかなか楽しい句、とみることもできます。（牧野）

現在の科学では、「心」は、ある応答形式の仮想的な内部状態と考えていますが、応答形式（行動や反応）があるからといってそこに一定のルールの内部状態があるというのは、必ずしも保証されません。科学というのは、そういう自然のルールを明らかにしていくことが上手く、今まで多くの領域で成功しました。だからといって、自然すべてが理知的できれいなルールに従っているとは、限らないのです。「心」というのは、博物学的に扱わなくてはならないのかもしれません。内部にルールがあるに違いないと決めてかかるとすぐに逃げていくものなのかもしれないのです。（上島）

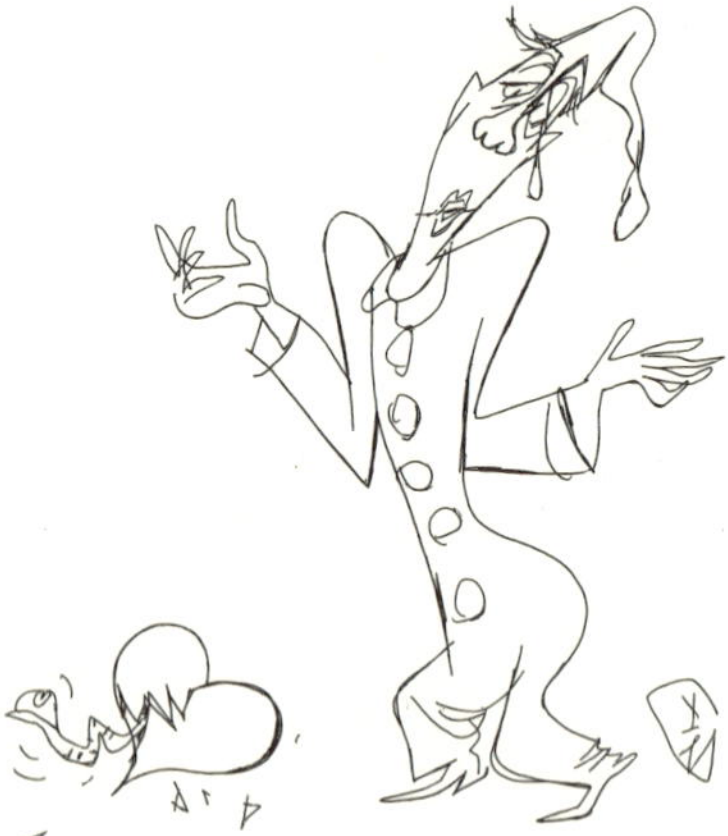

図 15 ハート型を心臓そのものに表現する

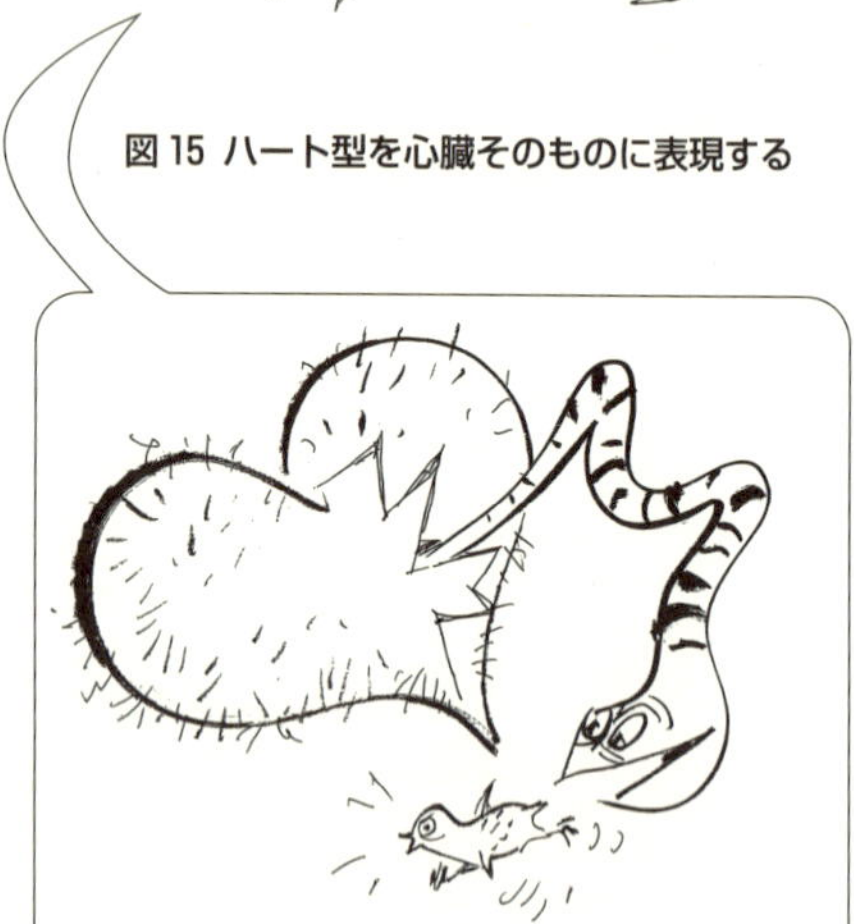

図 16 失恋が攻撃性に転化することも…

るのはごく自然な成り行きです。仮に脳の中に感情や思考にまつわる全ての機能があり、心臓はその出先機関であると仮定しても、奥の院を含めた参道、門前町の全てが「寺社の領域」を示すものであると考えれば、「胸のハート」は、全く場違いの表現ではないことが分かります。

しかし、科学においては「そうであるらしい」という領域にとどまることが許されないようで、徹底して「こころ」のありかを探る研究に取り組みます。そこが魅力ではありますが、海外に原書があり研究者が外国人である場合、私たちは優れた翻訳者の「脳」を介して言葉で研究の神髄を理解しようとします。原書で読めないもどかしさ、悲しさ！　いや、仮に読めたとして、拠って立つ文化・言語の成り立ちの違いから、「本当に心を理解するのに、こうした受け止め方で間違っていないのか？」という不安感がいつも付きまとっているのです。

原作とビジュアルイメージ

こういった感覚の表現は、どのように活かされているのでしょうか。

近年、マンガ作品がＴＶドラマ化・映画化されるケースが多く見られるようになりました。マンガそのものが、映像における絵コンテの役割をしていますから、もともと映像化には向いているのです。しかもマンガ出版物で多くの読者を得ることで、市場調査もしていることになるのですから、プロデューサーから見れば不安材料が少ない「原作」と言っていいでしょう。

長い間ドラマの原作は文学作品（文字作品）であり続けました。絵が付いていることがあっても、それは挿絵やイラストといったあくまで副次的な存在であり、文と対等の位置付けではありませんでした。大ヒットして、多くの読者を得た文学作品が映画化されたとき、よく聞かれた観客の不満は「主役が彼ではダメだ。全くイメージが違ってしまった」というものでありました。

文字による描写がいかに細密であろうとも、読者全員が等しく具体的な面影を脳裏に刻むことはできません。「いや、だからこそ文学は趣があり、行間を読みながら奥深い世界を味わうことができるのだ」。そういわれることが常でありました。マンガはあまりに具体的すぎるイメージを描き出してしまうが故に、浅薄であり、高雅な領域に到達することができないのだとする論調です。

本当にそうでしょうか？ 百歩譲ってそうだとしても、その批評は逆に、マンガの特性を言い当てていることにもなるでしょう。主人公も脇役の全ても、表情、横顔から、後ろ姿まで、あらゆる角度から、しっかりキャラクター描写がなされていますから、多くの読者がイメージを共有することになるのです。小説は確かに読者個々の想像を掻き立てるので、自分だけの人物像を描くことはできるでしょうが、一〇人の読者それぞれが違ったビジュアルイメージを持ってしまう。裏返せば、人物像の解釈がどのようにもできてしまうため不完全なイメージ伝達手段であると見ることもできるのです。

文章では、完全なビジュアルイメージを伝えることが出来ないのです。辣腕《らつわん》の新聞記者が、中東の戦場から目を覆いたくなる惨状を打電する。身を挺しての英雄的行為です。しかし、どんな名文も、同じ状況を視覚的に伝える一枚の現場写真ほどの力を持ち得ない。まして、民家に着弾した有様を、現地から（衛星を通じての）ナマ放送で見てしまえば、文章のみの力の限界を認めないわけにはいかないでしょう。文章は最前線から後方に下がり、雑音を排して分析・考察する場面においては、ふさわしい力を発揮するでしょう。感情を抑え、静かに反芻・反省する場面において、とても

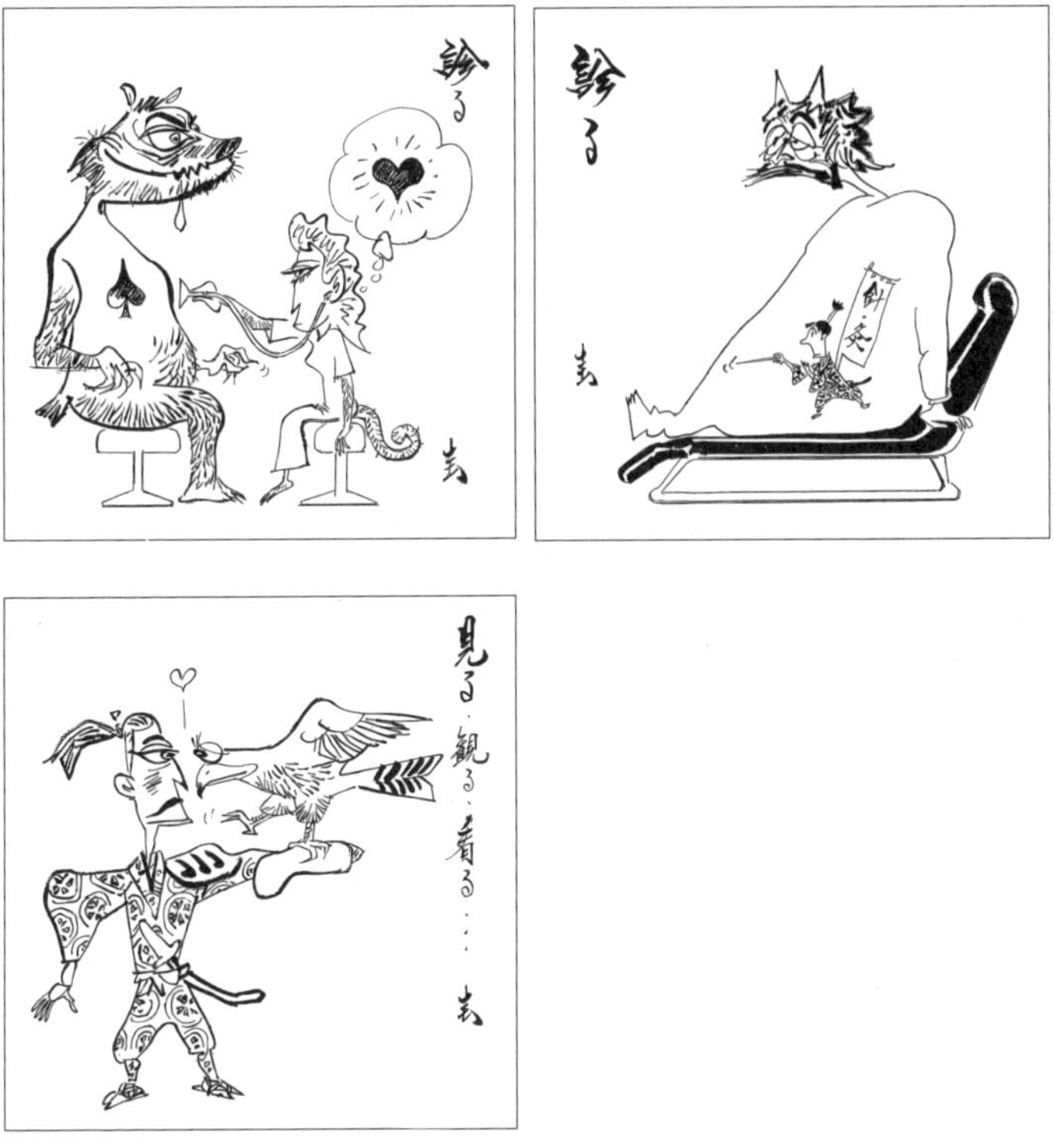

図 17「ミル」のビジュアルイメージ

有効な手段です。

いっぽうマンガ作品は、具体的で緻密なビジュアルイメージを表現し、伝達します。その中にはセリフもオノマトペも含まれ、熟達した読者であれば、ざっと目でさらうだけで、一編のドラマ、一本の映画として、動きや音を伴った映像を見ることができるに違いありません。映画監督の多くが、マンガ作品やその作家に、強い関心をもっておられることは、故なきことではないのです。

そして、ここが肝心なところですが、マンガにあっては、ここまでの基本的な情報が「三〇パーセント理解」の範囲に凝縮されているのです。初心者でも容易に、全体の情報の三〇パーセント、すなわち共通理解に必要不可欠な部分までは読み取ることができる。だから視覚的な伝達手段として優れているのですが、微細な部分を読み取ることで、あと七〇パーセントの深読みも可能であるところが魅力なのです。

吹き出しの形ひとつとっても、作家によって特徴があります。ページにおける面積比、セリフの量、リズム。オノマトペとの調和・連携。そして集中線、ベタの使い方。キャラクターは記号的にその存在を示すだけではありません。ペンのタッチ、スピード、線の表情、変形（デフォルメ）からしぼりだされる「声」「音」。それらの無限の組合せから生まれる作者のメッセージに耳を傾ける必要があります。そのレベルの読みとりは千差万別。一般読者と、研究者、同僚作家によって質的な違いの「読み」を行います。三〇パーセントまでは全員が共通理解できる。それ以上は熟練と専門知識・経験からのリテラシーになるのです。

例えば、議論をする前提条件には、言葉の定義をはじめ、話し合いをしようと決めたプロセスまで、論者が共有すべき情報の確認が必要です。しかし、私たちの身の回りの出来事を振り返ると、議論だけが白熱してどんどん先に進むのに、重要な前提条件である「言葉の定義」が共有されていない場合が多々あることに気付かされます。激しい議論が頓挫し、しらけムードが生まれたときに、誰かがポイントになっているキーワードの定義を確認してみると、参加者の多くが、全く違った解釈を行っていたり、その言葉を広義に捉えたり狭義に捉えたりしていることに驚かされたりします。

言葉によってのみ考える際の大きな落とし穴ではないでしょうか？ もともと言葉は、それだけで厳密なイメージを共有するには（媒体として）適していない。むしろ、その曖昧さによって人々の間の溝を埋めてきたのではないかとも思います。しかし、他にコミュニケーションの有力な手段があるか？ と問えば、「他に有効な手段が無いのだから、言葉に頼るほか仕方ない」ということになるのです。

マンガ方式が全ての解決策になるとまでは申しませんが、その欠落部分を埋めることのできる有力候補であることは間違い無いと思います。先述した「三〇パーセント理解度」など、その数値に科学的根拠は何もありません。牧野の直感的な数字でしかないのですが、一定条件下で「対象の何たるか？」問題点を共有する場合、参加する者同士がサッとイメージを共有する手段として、見直せるのではないかと考えます。例え不完全でも、議論の前提条件を短時間で整え、残り七〇パーセントの感覚的・相違世界に入って行かなければ、話し合いは混迷の度合いを深めるに過ぎません。「マンガ論」でさえ、こうした条件が満たされているとは到底言えない状況で、現実だけが積み上げられて行きます。それは、十分な基礎工事の無いままに立ちあげられる高層ビルの姿に例えられます。

禅修行における「到達度の認定」は、禅問答による上級者の判定が決め手と聞き及びます。一般的には「禅問答」は端から見て分かりにくく、ユーモラスであると受け止められる側面さえありますが、深遠な思想の積み上げげと、厳しい勉学の基礎の上に「問答」が成立しているのだと思います。俗塵を離れて修行三昧に過ごすことのできない我々大多数人は、そうした構図だけでも素直に受け入れ、「共有」しなくてはならないのではないでしょうか。

禅の高僧の到達した境地は、紙に墨で描かれたひとつの円＝「円相」によって表されるのだといいます。円だけなら幼稚園児でも描けますが、円を描くという行為よりも、その単純な円から「到達した境地」を読み取る能力の方が大切なのだと思います。「絵」も、描くことはもちろん大事ですが、読みとり、評価する人間の高さが決め手になることは、申すまでもありません。

どのような表現世界にも、深遠な専門家の領域があります。しかしマンガの場合、絵と文字と音が同じコマの中に同居・混在することで、外界のあらゆる事象と、巨大なニューロンの如くに繋

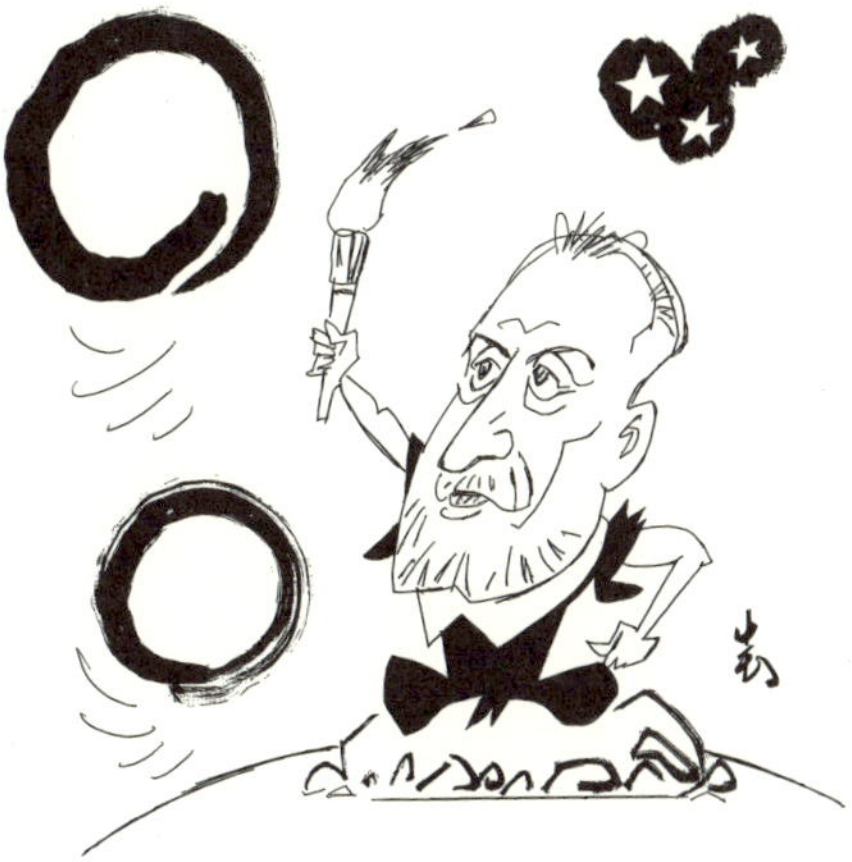

図 18 円から「到達した境地」を読み取る

世界科学史に残る大発見であっても、それを評価できる人がいなければ「悪魔の所業」となってしまう。「円相」もそこから禅の到達点を読み取る高僧の目がなければ、「単なる円」に過ぎません。科学も絵画表現も、本人だけでなく周辺の人物、社会全体の成熟度が低ければ、十分には機能しないのです。現在数億、数十億円で落札されるゴッホの絵画は、生前、弟のテオ以外は誰一人評価する者がいませんでした。

全く違ったかたちの評価を受けるのが、サブカルチャーです。そもそも大衆の支持がなければ生まれることさえ難しかったマンガ・アニメ。しかし、それを大学という枠に収め、研究者に「ドクター」の称号を与えようとすれば、旧来の評価基準が顔を出し、そのモノサシで計ることを要請されます。

ガリレオの地動説は、聖書というモノサシでは計れませんでした。いや、それ以外のモノサシを持ち合わせなかったのだから、仕方ないといえば仕方ない。かたくなな判定も、当時に生きていた人たちから見れば「常識」であり、ガリレオの言説の方が間違っていたのです。

人気マンガ「北斗の拳」で主人公と戦って死んだ「ラオウ」の葬儀「昇魂式」が、高野山東京別院で行われました（2007 年 4 月 18 日）。僧侶の読経の中で 3000 人の参列者が焼香をしたといいます。その表現、時代、宗教の違いはあれ、彼我の受け止め方の特徴が強烈なコントラストを伴って、浮かび上がってくるエピソードではないでしょうか？（牧野）

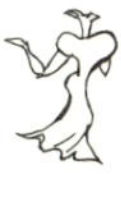

がってしまう。一定のレベルまでは一見「わかりやすく」読み取ることができますが、それ以上を読み取る熟練した読みが可能なのですから、一律というわけに行かないのです。各人各様の「読み」がある——だから面白い！

「正しい」の個人差

「これは確かに自分の目が捉えた『正しい赤』である」と思っていても、見る人によって「正しさ」が微妙に違っています。たしかに「赤い」色は存在していますし、みな「赤」を認識しています。しかし、つぶさに検討すれば、「赤」の文字で表現される色の範囲は幅が広く、「カーマイン・レッド」系から「マゼンタ」系まで、多くの絵の具の数・段階に分けられるのです。女性の口紅の微妙な差異を見るだけでも、このことは十分に実感できます。

上島さんによれば、男女の「X染色体」も、色感に無縁でないといいます（117頁参照）。そして、これは色だけに留まらず、他の感覚器官にも同様の差異があって当然という結論になっています。「音感」「味覚」も「色覚」同様、測定が困難な分野です。さまざまな測定機器はありますが、一定範囲を捉えるだけで、最後の微細な感覚的差異まで測定することはできないのです。

指先の感覚（触覚）も、視覚障害の方々が点字を驚くべき速度で読み取っている様をみれば、大きな個人差があること明瞭であります。味覚も聴覚も訓練・経験によって「脳」との連携プレイが向上し、どんどん変化してゆきます。「おいしい！」と一言で表現できても、それは「不味くはない」という大きな幅の中での認定であるかもしれません。経験豊かなシェフと、ファーストフードばかりを常食にしている私などとの間には「おいしい」の質に大きな差異があるでしょう。いずれにしても、「どのようにおいしいか？」を言葉で正確に伝えるのは容易でありません——そうではないか？と普段の生活の中で感じてはいても、上島さんのような科学者が実験結果をもとに語ってくださらなければ、こうした感想も、単なる感想レベルに止まってしまい、説得力を持ち得ないのです。

最先端科学の成果をもってしても、当面は「正しく見ること」を捉えることが困難であるとすれば、皮肉屋・マンガ家の本性は「じゃあ、同じ言葉でどこまで『誤解』ができるか、試してみたら？」と問いかけてきます。こうした時、私が事例に取り上げるのが、芭蕉の有名な俳句です。

「古池や　蛙《かわず》飛び込む　水の音」

この芭蕉の句一つを例にしても，何ガエル？大きい？小さい？どんな広さのどんな池にいたの？どんな高さから？どの様に飛び込んだ？そして、どんな音がしたの？と問えば、一〇〇人一〇〇通りの解釈があることに気付きます。マンガにすると、もっとはっきり解釈の違いが分かります。カエルの種類だけでなく、その姿勢、表情までが描き加えられます。池もその大きさや深さ

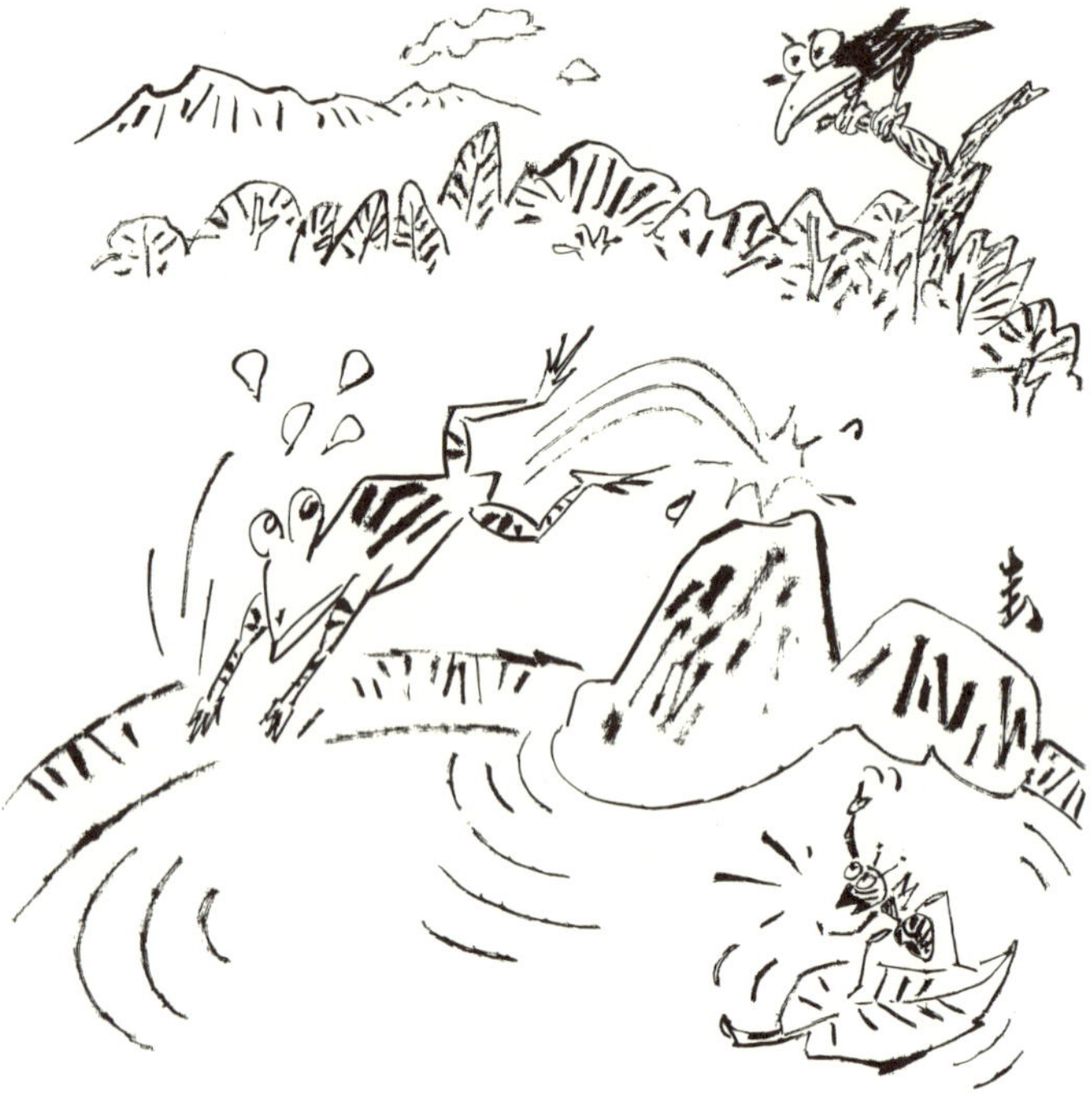

図 19「古池や　蛙飛び込む　水の音」の作例

私たちはいったん二次元に取り込んだ感覚を、マンガの表現を通して、今度はすべてまとめて目で「見る」ことになります。耳や皮膚で感じ取ったものを、「光」に翻訳しているとも言えるのですね。また、人間の姿、背景の事物、風景も、もはや自然の状態ではなく、二次元の「線」や「形」に置き換えられています。日常的な何気ないマンガ読書も、ちょっと考えると、実に不思議な作業を脳と体全体を総動員して行っていることになりますね。（上島）

だけでなく、水面のさざ波から浮き草、木漏れ日にいたるまで、すべての情報を表現しなくてはなりません。場所が寺の庭園なのか？　大きな森の中なのか？　も見えてしまうのです。

擬人化されたカエルが今、座っていた岩を蹴って勢いよく水面に向かってダイビングしている。慌てた表情に上空を見上げる瞳が描かれていると、カエルの意識が飛び込もうとしている池の水面でなく、上空にあることが分かる。視線の方向をみると、木の枝で「悪役」のカラスがこちらを狙っている。つまり、マンガでは「カエルが『飛び込もう』という行動を起こした理由」までもを表現することが可能なのです。加えて、水面の落ち葉の上にカラスの方を指さして叫んでいるアリが描かれていれば、もう、イソップの世界です。カエルが「飛び込むに至ったきっかけ」までが分かることになるのです。

ここでのマンガの効用は、遠方のカラスと小さなアリが、主人公のカエルとの明確な関係を表示できることにあります。距離感、大小の個体認識を適度に保ちつつ、「助けられたアリが恩あるカエルにカラスの襲撃を知らせた」という物語すら表現可能なのです。

ここでは私の作品を一例としてあげましたが、一〇〇人のマンガ家に挿絵を依頼すれば、きっと一〇〇通りの「俳画」が見られるでしょう。芭蕉研究家が奥の細道をつぶさに検討し、現場を踏破して、「この句の情景はこのとおりである」と綿密な検証をもとに特定しても、なお「芭蕉に聞いてみなくては分からない」微細な部分は残ります。それならば、皮肉屋揃い、へそ曲がりの集団で

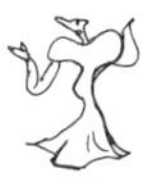

あるマンガ家たちに自由な発想で描かせてみれば、逆に芭蕉の真の姿が浮かび上がってくるかもしれないのです。真を求めて真の姿が捉えられないとしたら、「虚の中に真を求める」方法が、マンガにはあるのです。

二〇〇六年秋、京都国際マンガミュージアムがオープンしました。こけら落としの企画として、社団法人日本漫画家協会のメンバーに、「かわいい舞妓さんの絵を一枚、お祝いに描いてくださいませんか？」とお願いいたしました。

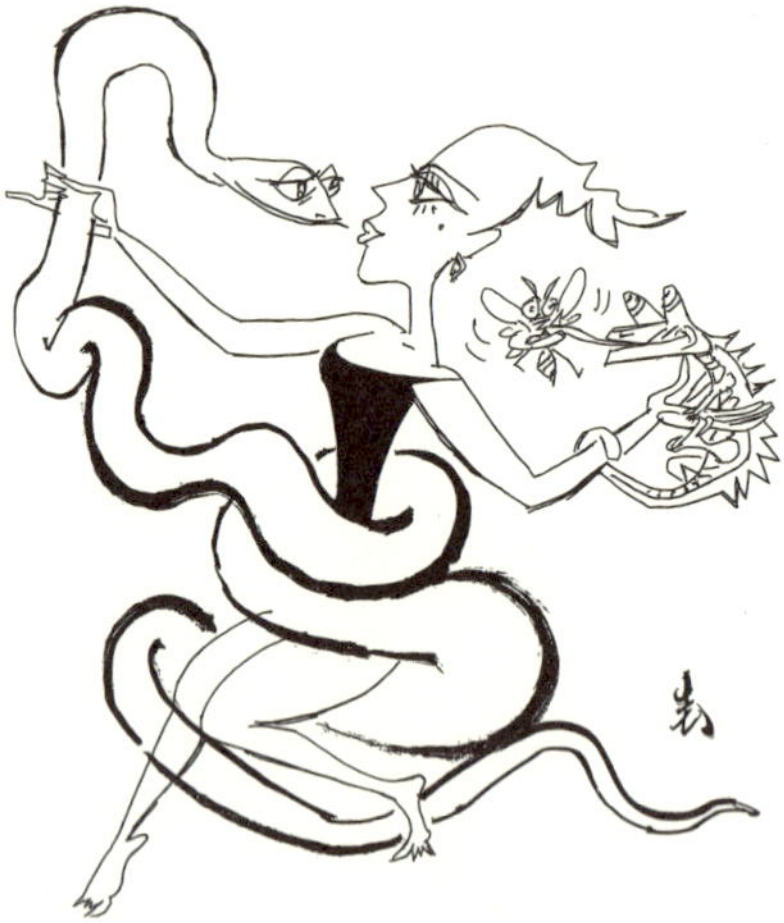

図 20「かわいい！」の感覚も、人それぞれ

約一七〇名のマンガ家がこの呼びかけに応じてくれたのですが、その内容はご覧の通り。アンパンマンの舞妓さんがいれば、「アザラシタマちゃん？　舞妓」、ウサギの舞妓から「おっさん舞妓」まで、「エーッ!!　これがかわいいんですか⁉」と叫んでしまいそうな舞妓さんが、どんどん登場してくるのです。

「これがかわいいの？」とマンガ家に問えば、「なに言ってんの！　おじさん舞妓の方がかわいいだろう？　ユニークでいいじゃない！」と切り返してくること確実です。どのようなものを「かわ

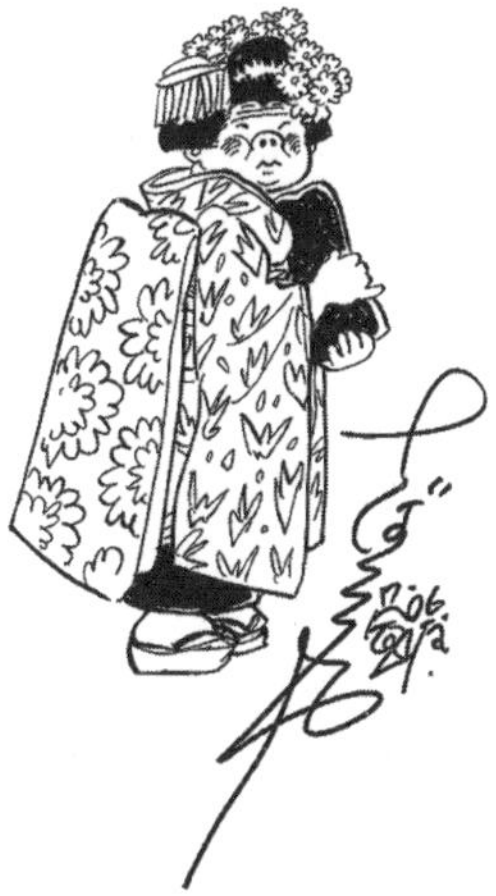
ちばてつや氏の作品（©ちばてつや）

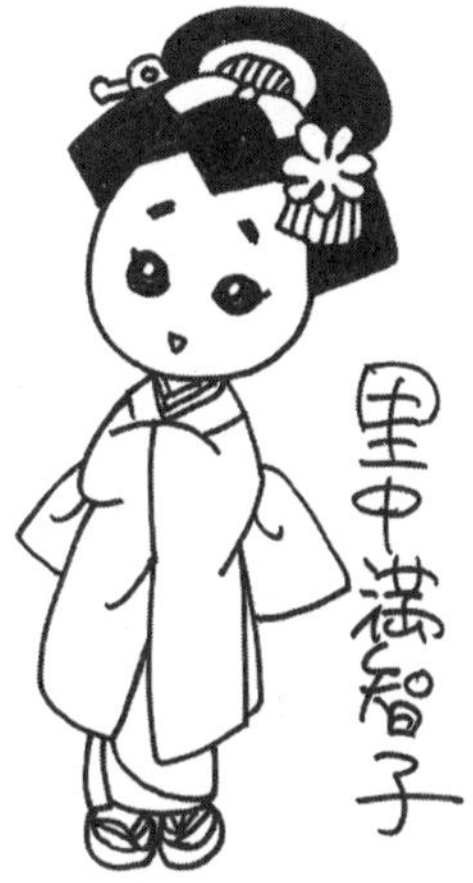

里中満智子氏の作品

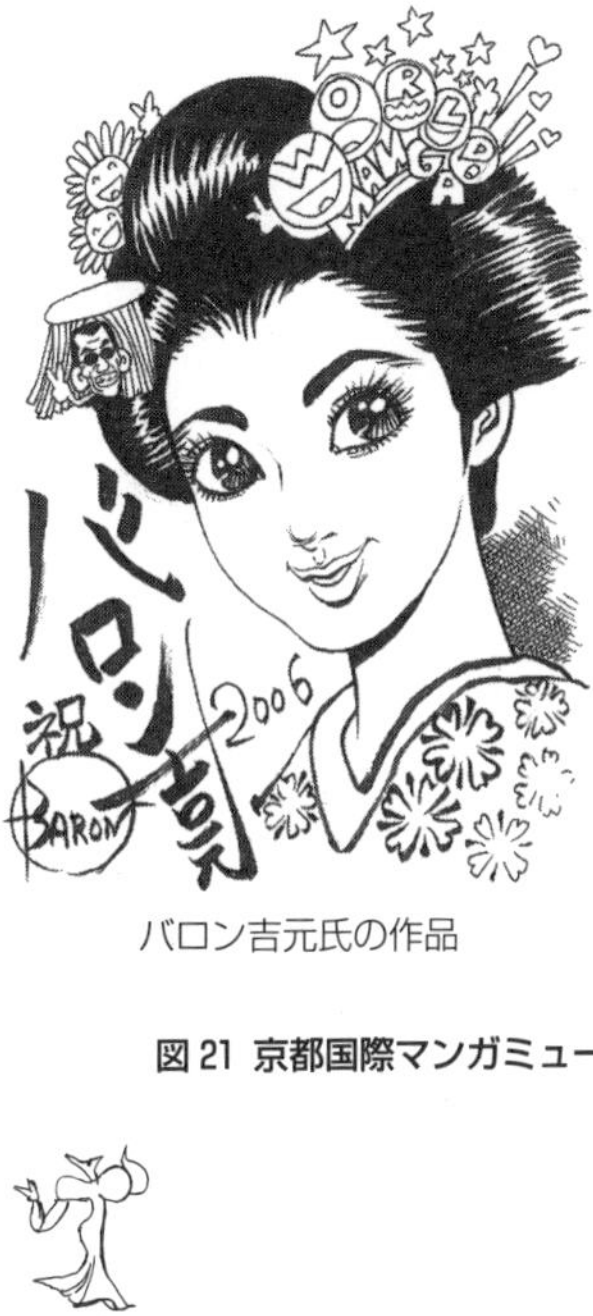

バロン吉元氏の作品

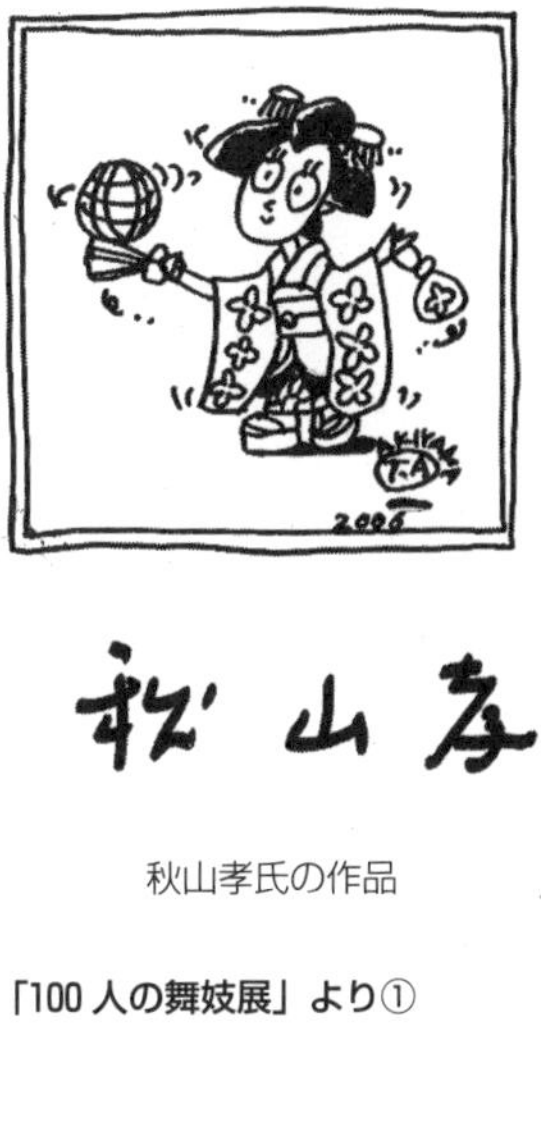

秋山孝氏の作品

図 21　京都国際マンガミュージアム「100 人の舞妓展」より①

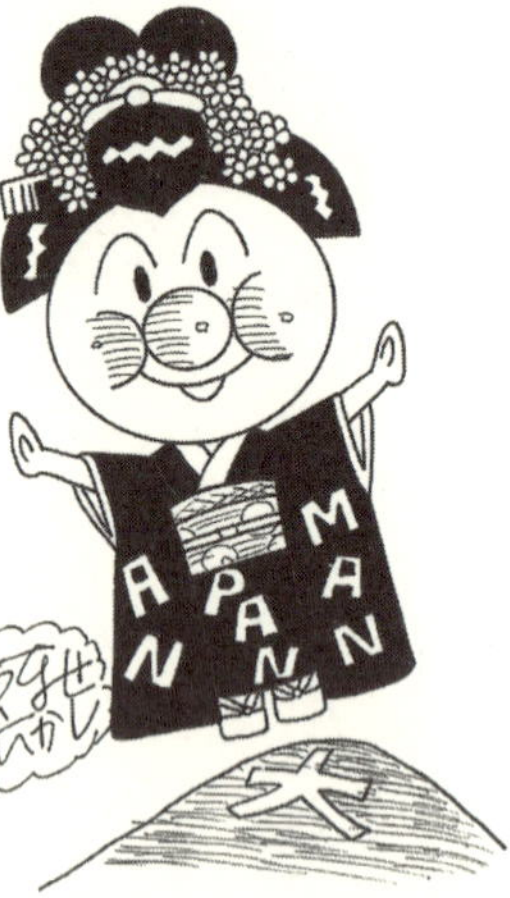

やなせたかし氏の作品

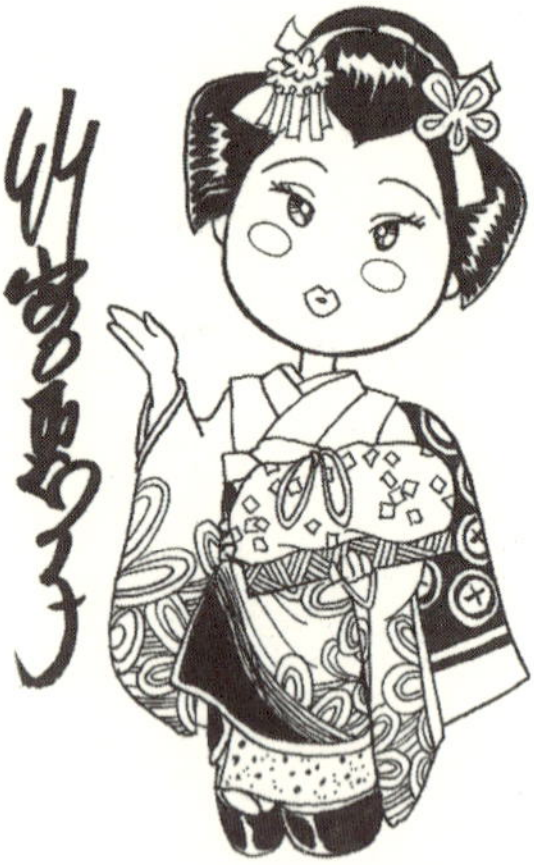

竹宮恵子氏の作品

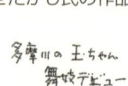

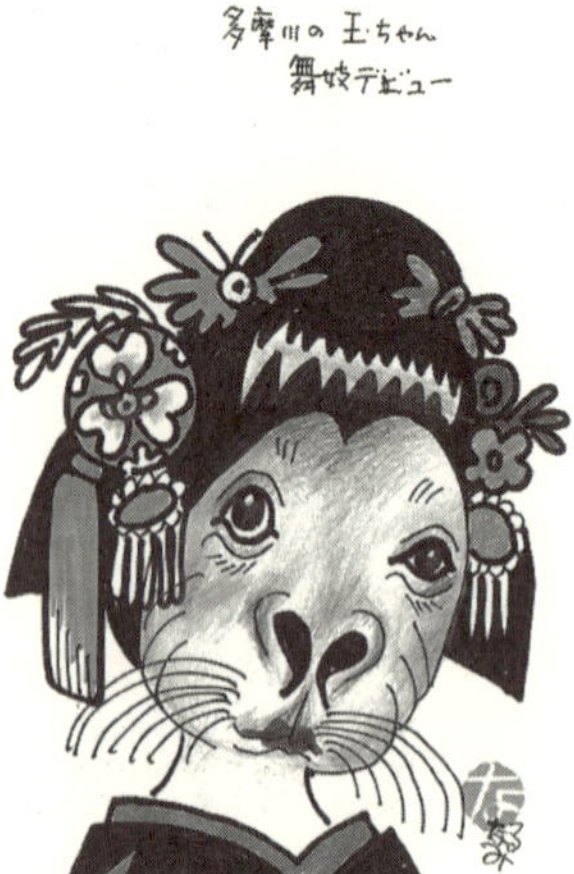

阿部なるみ氏の作品

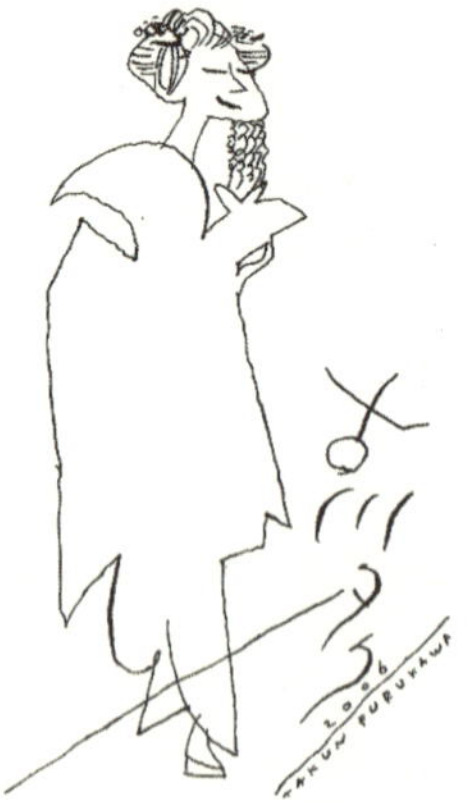

古川タク氏の作品（©古川タク）

図 22 京都国際マンガミュージアム「100 人の舞妓展」より②

いい」と感じるのかは個人の自由。へそ曲がり屋さんの「かわいい」は、想像もつかない幅と深みを示すのです。

ここでも一七〇人のマンガ家の「虚像舞妓」の群像から、京の舞妓の真の姿が浮き彫りになる可能性があります。「京舞妓の真のかわいらしさ」とは何か？　一般的概念の「かわいらしさ」の追求からは見えてこない、多種多様なかわいらしさです。歌舞伎の女形や、宝塚の男役も、虚の中に真を求めようという心の動きがもたらした結果の産物であるのかも知れません。女優が「女らしさ」を追求して演ずるより、「女形」の演技がより「女の本性」を感じさせることができるとしたら、ここにマンガ表現と相通ずるヒントがひとつ隠されているように思います。

マンガ賞のコンペはなぜ存在するのか？

それでは、ここで多様な表現への「評価」を考える例として、コンペについて考えてみましょう。もし、絵画や造形物に対する絶対評価が存在するなら、タフな選考委員一人で選定してもコンペは成立することになります。ファインアートの選考委員の場合、日展、院展、二科展などで、幹部会員以外の選考者が介入することなど考えられません。一定の方向性をもった絵画団体がその設立趣旨に基づいて活動し、公募で集められた作品群も、構成する幹部会員によって選考されるのが通例でしょう。しかし、この場合でさえ、選考委員は複数です。例えカリスマ的な選考委員がいたと

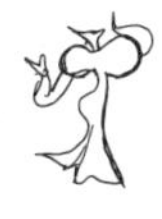

しても、複数の選者が合意した上で入選作を決定します。

マンガの場合は、（象徴的な事例を挙げますが）世界最大級のマンガコンテストにまで成長した「読売国際漫画大賞」、最高権威と目されてきた「文藝春秋漫画賞」、最新の「朝日新聞・手塚賞」のどれも、マンガ家のみでなく、小説家、研究者・評論家、編集者、デザイナー、芸能人など、多様な職業の人々が参加します。

こうした傾向を理論的に分析して考えてみる試みはまだないのです。マンガが一般絵画と違った存在であることを承知はしていても、どこが、どの様に違っているのか？　この本が、最初の挑戦者であるかもしれません。マンガが「絵」の一種であることは間違いありませんが、吹き出しもあり、オノマトペも随所に描き込まれて、複雑な表現を可能にしています。いわば「何でもあり」の世界であり、文章も、音も取り込んでいるのです。マンガの体の真ん中を、背骨の様に貫いているのは「ユーモア」であり、「デフォルメ」（＝誇張と省略）ですが、私はマンガを「饒舌な象形文字」と表現しています。つまりマンガ自体に文字性があり、文字よりさらに具体的で分かりやすい「媒体」であるため、右のような多様な選考委員の目を通すことが評価の段階で求められているのではないでしょうか？

この際、全くモノサシも感性も違う選考委員によって選ばれる作品は、絶対的な価値を認められ、時間が経ってから見直しても、落選した作品と比較して間違いのない評価を受けたのだと、考えて

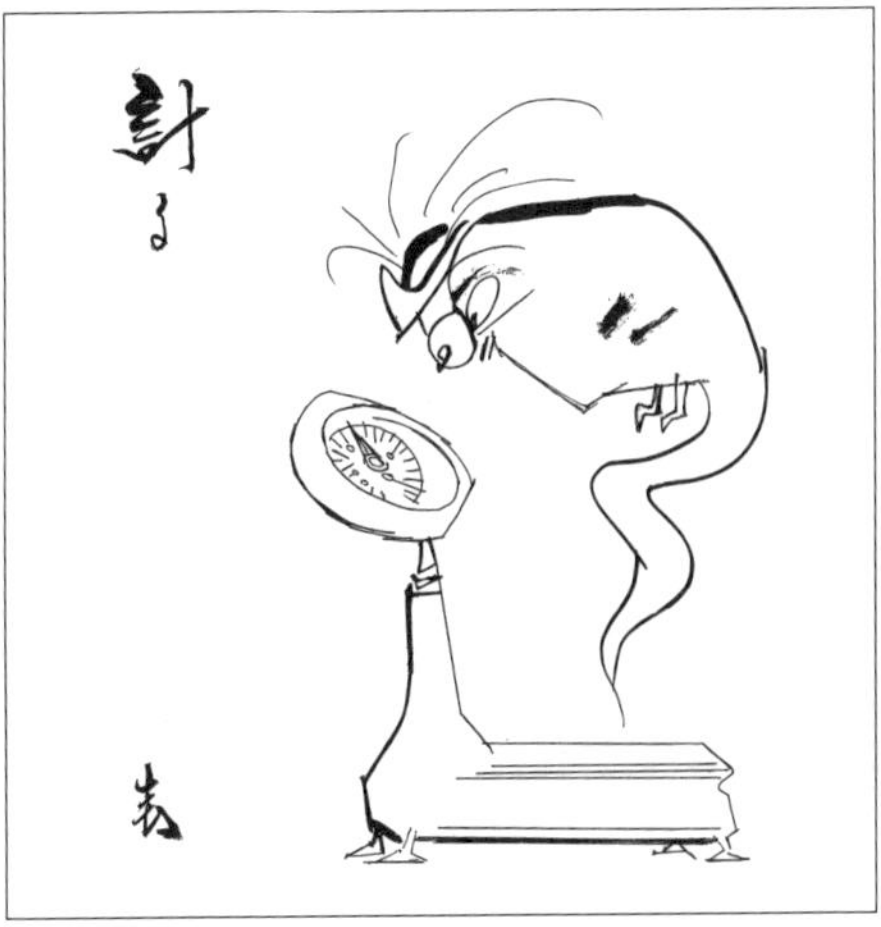

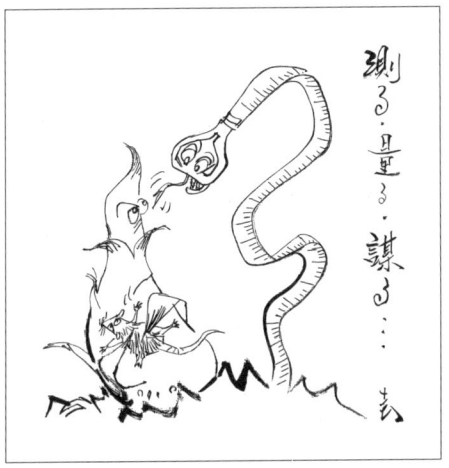

図 23「ハカル」の作例—「計る」「量る」「測る」「謀る」

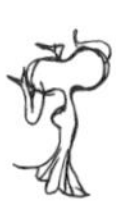

よいのでしょうか？　多くのマンガ賞を設定し、現在進行形で選考にも携わっている者が、こうした発言をすれば、不謹慎と言われかねませんね。しかし、選ばれた作品は、一定のレベルをクリアしていることは確実でも、最高!! との判断を受けたのは、やはり幸運であったと見るのが妥当です。

大勢の、多種多様な選考委員がセットされていること自体、A、B、C、D、E、F、G…それぞれのモノサシをもった人々によって、各々のモノサシからはみ出していないと確認された「最大公約数的作品」が、幸運なグランプリを射止めるケースが少なくないのです。

それぞれが、自分のモノサシで理解している、理解はしているが、その「理解」は同一でないというわけです。この様な場合、A、B、C、D、E、F、G、それぞれの委員が心中深く「あの作品こそが私の胸に響いた。あれこそグランプリに相応しい作品」と考えた作品があったとします――よくあることですが、七人の選考委員がいれば七作品、もしくは五作品の候補があったりするのです。

一位候補として推された複数の作品が熾烈なトップ争いをしていると、全選考委員が事前に二位、三位のあたりに用意した作品が「漁夫の利」を得てグランプリを射止めるというケースもあるのです。閃きのある突出したアイデアや作品は、全員に理解されるとは限らず、次のランクにある作品が全員に一定の評価を受け、多数決の恩恵に浴するのは、こうしたコンテストばかりでなく、企業における企画会議などにも見られる風景でしょう。

グループが実質個人に支配され、その先生の評価が全てであるという場合には、その枠内においてのみ通用する「絶対評価」が成立します。お稽古ごとで「○○流派」と呼ばれる世界は、その絶対評価を前提に成立しており、評価基準も段位制が設けられるなど、基準が明解です。一本のモノサシが常にある状態ですね。これを応用して、読売新聞社の投稿欄で牧野が家元を名乗り、一人で段位決定を行ったケースもあります。

マンガも、ある制作プロダクション内では、先生を頂点とする明確な評価基準があって、外から見ても序列などがよく分かります。しかし、マンガ賞などにあっては、選考委員七名のそれぞれが七本のモノサシを使い、七通りの感性でものを言いますから、まとまるということはなく、多くは折り合った結果としての賞の決定です。コンテストの設定当初から、全員一致の期待はしておらず、一種のセレモニー、またはフェスティバルとしての性格が強いと見ていいでしょう。

無論、時には傑出した作品が登場し、予選段階から「これが今回のグランプリだね！」という下馬評のまま走り続け、最後のゴールまで走ってしまうというケースもあります。ただし、その多くは二位作品との差がうんと大きく開いている場合です。

プロとアマチュアの違いは何なのか？

では、プロとアマチュアの違いについても考えてみましょう。プロとアマチュアの差が、最も見分けにくくなっているのが写真界ではないか、と言われます。

かつてはカメラそのものの機能を把握してコントロールするのが難しく、シャッター速度と露出を合わせ、さらにピントを調節して被写体に向かうまでに多くのエネルギーを割かねばなりませんでした。「ピンボケ写真」は、当時の素人カメラマンの象徴であります。雪景色をちゃんと撮影するのはたいへんな技量が必要で、露出オーバーによる真っ白な画面が、機械と格闘したあとの成果物でありました。その時代は「カメラという扱いの難しい機械の知識をもち、それを使いこなすのがプロ」という、明確な、分かりやすいモノサシがあったのです。

使い捨てカメラ、デジタルカメラの登場は、こうした事情を一変させました。誰が撮っても雪景色や夕景がきれいに撮れてしまう「使い捨てカメラ」は、アマチュア時代の象徴です。芸術性を第一義としない「報道写真」の分野なら、一人の優れたプロカメラマンより、一〇〇名、一〇〇〇名のアマチュアカメラマンの方にナマの現場に遭遇して「特ダネ」をものにするシャッターチャンスがあると言わねばなりません。現実に、多くの報道写真が撮影者の名を付してニュース番組で紹介されています。最近では、ケータイ写真が事故や事件を伝える有効なツールになっています。

プロ中のプロと自他共に認める白川義員《しらかわよしかず》氏は、綿密な取材計画に億単位の費用をつぎ込み、アマチュアでは太刀打ちできないような、壮大なスケールの写真制作を続けています。作家としての哲学をもち、カメラの技術を駆使してそれを実現させる能力と才能を基準に考えれば、「プロ」と「アマ」を分けることができるでしょうか? いや、現実には彼と前段のようなアマチュア作家との間に、大きな大きなグレーゾーンがあります。

牧野は京都に一年の半分以上滞在し、毎日タクシーのお世話になっています。運転手さんの中にはトランクにプロ装備の撮影機材を常備し、いつでもシャッターチャンスを逃さないぞという姿勢で京都域内を走り回っている人がいます。雪月花、京ならではの風情を最高の条件下でフィルムに収めます。例えば金閣寺の雪など、一〇年間で何度もチャンスが生まれないことを実感しています。しかも、多くは午前中に消えてしまうほど短命です。彼は大手有名フィルムメーカーとも提携し、知り合いの喫茶店の壁面で展覧会をしていると説明します。象徴的な事例ですが、もし、彼のようにしっかりした哲学を持った人がこうした条件下で活動しているとしたら、果たしてそれは「プロ」なのか「アマ」なのか判断に困るのではないかと思います。

いわゆる「写真館経営者」が、写真で生活しているから「プロ」であるとした場合には、否定する理由がありませんが、この運転手さんのような方が、有名写真コンテストでいつも上位の賞を得ているというようなケースで、「私はプロである」と名乗った場合も、同様、否定できないのではないか? と思うのです。

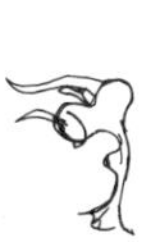

写真の事例が長くなったのですが、実は、マンガ家の多くが運転手さんのような条件下で「プロ」を名乗っているのです。特にカーツーン（一コママンガ）は、それだけで生活できるような環境が整っておりません。しかし、作家としての技量とセンスは十分持ち合わせているのです。また、アニメーションの世界は更に深刻で、「世界に誇るジャパニメーション」と喧伝されながら、それに従事している優秀なアニメーターの多くは、生活の保障を十分に受けているとは申せません。もし、「生活できるほどの所得」をプロとしてのモノサシにするなら、プロがいないことになってしまいそうなのです。

カーツーン作家などに対しては、「プロフェッショナル」の定義次第で、人数が大幅に変化することになります。「好きなことに集中して取り組んでいるだけでなく、センスが高いレベルのコンテストなどで認められ、十分な作品経歴・展覧会経歴をもっている」ことをモノサシにすれば、「プロ」を認めていいのではないでしょうか。

差異があることを前提にする

次に、プロとアマ同様に重要な、個人差について考えてみます。

人間世界に限っても、身体能力には人種間での相違もあり、外側からは計り知れない生まれつきの差異があることが、研究で分かってきました。この本を通じ、上島先生によって「赤色の認識は男女に大きな差異があり、そして個体間にもそれぞれの『赤』があるのです」という、驚くべき報告がされています。もしこれが不変の法則なら！（ホントウと信じますが!!）学校の美術教育のあり方を根底から考え直さなくてはなりません。

芸術的功績があり、経験豊かな先生が教鞭をとるとき、その先生の感性をモノサシにして優劣をつけ、評価をするのが教育の従来の形ですが、先生、学生の皆が、微妙な機能的能力差を備えているとしたら、「成績優秀」とされるのは先生の感ずる「赤」に近い赤の認識能力を持った学生ということになってしまいます。いや、実際の授業は、そんなに単純なモノサシで計られるわけではありません。

評価は様々な能力の総合点ではありますが、それでも、「絶対的モノサシは存在しない」「すべての学生に差異がある」という認識が一般的になれば、ほとんど革命的というべき意識の転換を、教育現場に与える結果になるでしょう。これからは単純な優劣評価でなく、その学生の能力を一〇〇としたら、六〇まで引き出したか？七〇までか？八〇までか？いや、この先生はＡさんの能力を一二〇まで引き出した。それが優れた教師の資質として評価される時代に入ったのではないだろうか？カリスマ的な作家先生ばかりでなく、臨床心理医師的立場の教師、もしくはそうした先生方の組合せによってこそ、優れた授業計画が可能となるのではないか？牧野はそう思うのです。

最近のＮＨＫ番組「みんなの体操」は、車いすの人々にも配慮した体操モデルを使っています。

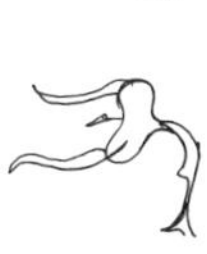

今までの番組では、三～五人ほどの若い指導員が、伸びやかな肢体を誇るようにはつらつとした動きを見せていました。NHKらしい抑制の効いた人選と服装で好感が持てましたが、今は座ったままでも可能な運動パターンを見せ、立てない人も一緒に体操ができるような画面構成をしています。今後、若い人だけでなく、一人でも高齢のモデルさんを参加させたら、さらに和やかな雰囲気が生まれるのではないかと考えます。テレビの前の視聴者は若い人々だけでなく、高齢者も、太り過ぎて自由な跳躍が困難な人も、障害を抱えた方々もいます。NHKはやっと、そのことに気付いたようです。

パラリンピックの報道も、身体能力に対する概念を根底から変えています。スキーやスケートなど、高速で滑り降り、高速でぶつかり合うスポーツに挑戦している選手たちに遭遇すると、「障害」とは何か？　何を「正」「健常」の位置においての判定なのか？　分かりにくくなってきます。もともとプロスポーツを目指していた方々が、不幸な事故などで下半身麻痺の状況になる。いったんは落ち込むが、再度上半身のみの能力でパラリンピックに挑戦し、金メダルを手にする、といったケースを想定しましょう。一定ルールの中で、例えばアイスホッケーのゴールキーパーの動きを見ると、ゴールの前で「健常者」にはできない「その場回転」をしたりします。アイスホッケーとは言っても、もう、全く違ったスポーツが「創出」されているのです。

私は今、見かけ上の「五体満足」であっても、スキー、スケートはおろか、高校生の頃の様な全

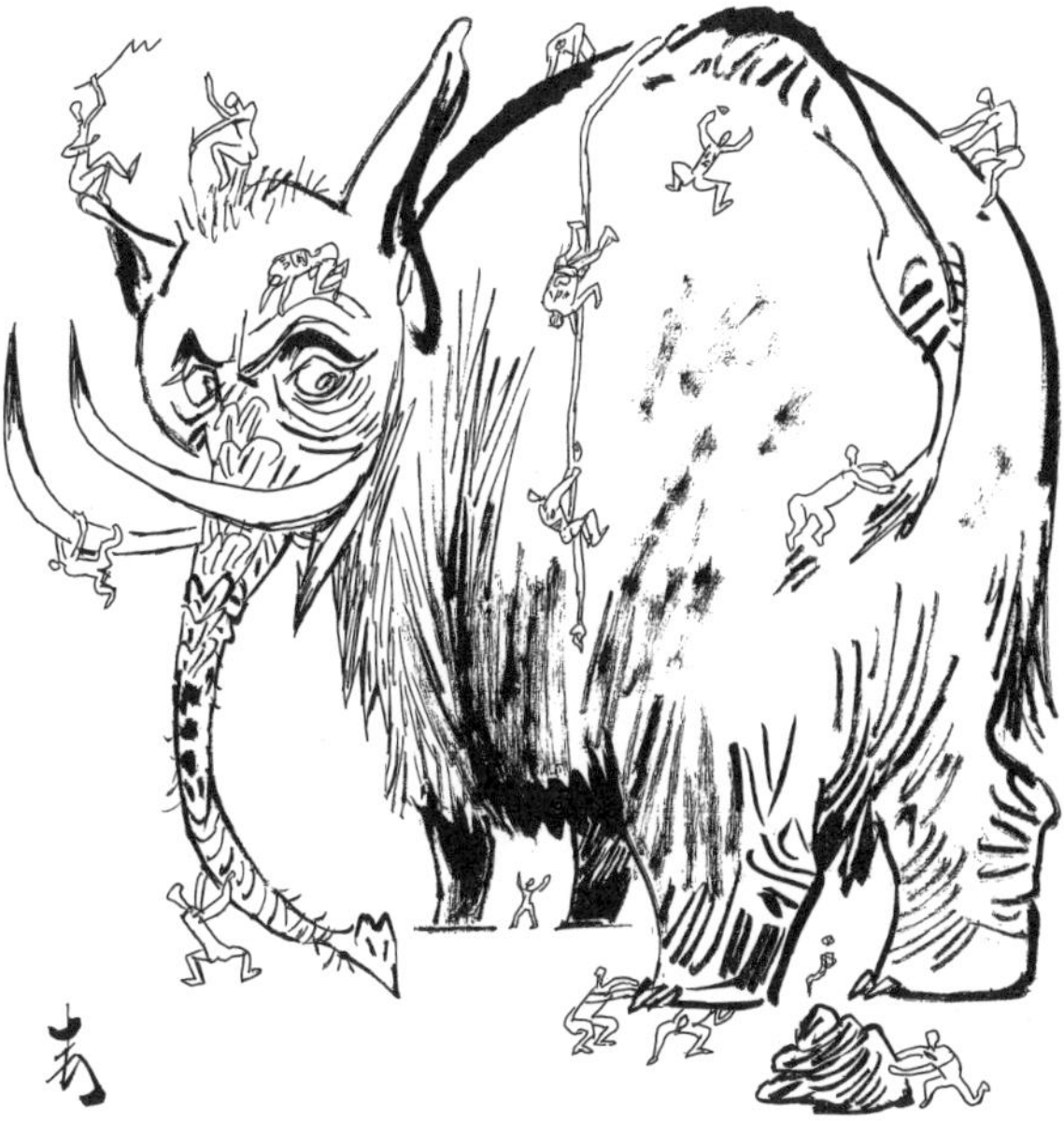

図24「わかった」の範囲は……？

力疾走も、駅の階段二段駆け上がりもできません。高校生の身体能力を「正」の位置においた場合、私は客観的に見て、重度身障者の範囲にあります。これは身体能力に視点をおいての話ですが、「マンガ作品の読み取り能力」においても、実は同じくらいの極端な差異が、「健常」と思われている人たちの間にも存在します。

　マンガは一見すると「誰が見ても分かりやすい媒体」に見えてしまうため、全員が「分かった！」気持ちになってしまいます。しかし、仔細に観察すると、内容の理解の度合いには大きな開きがあり

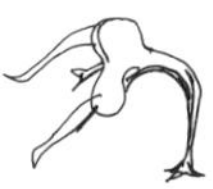

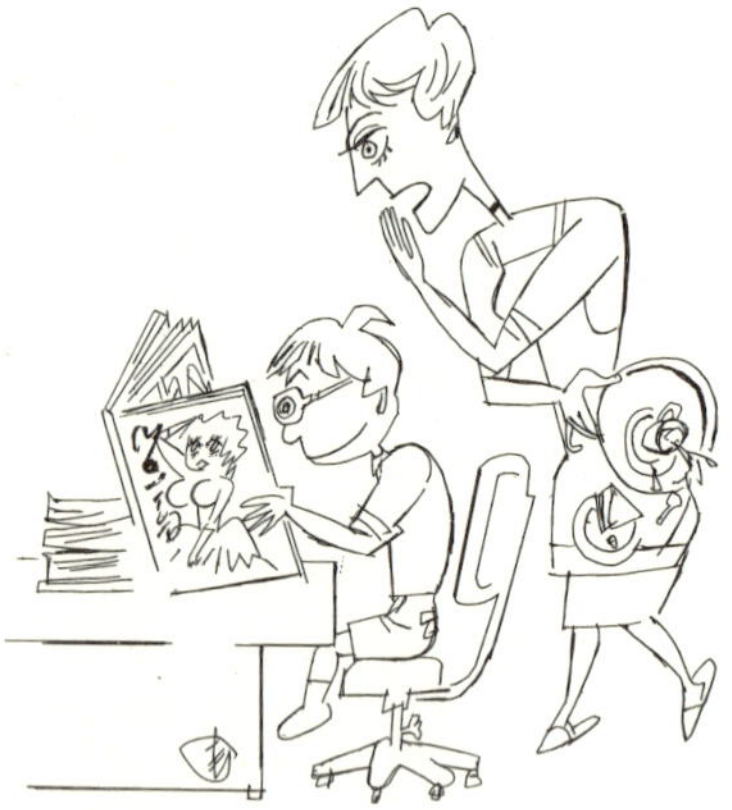

図25 勉強の敵は遠くからでもすぐわかる

ます。別の節でも触れましたが、「一〇パーセント理解」「三〇パーセント理解」「五〇パーセント理解」「八〇パーセント理解」「一〇〇パーセント理解」といった理解度の差異が認められます。どの表現分野にも同様のことはありましょうが、マンガの場合、仮に「三〇パーセント理解」しかできていないとしても、最低限必要な情報は伝わってしまうため、「わかりやすい」と誤解されがちなのです。

マンガには、良導体であるがゆえのジレンマがあるのです。

マンガ作品の「性質」のわかりやすさ

さて、それでは「わかりやすさ」が招く誤解のケースを取り上げてみましょう。

ケーキとお茶を持って勉強室のドアを開け、入って来たお母さんが「ああ、よく勉強しているね。課題小説を読んでいるのかい? 科学書かい?」と喜んだとします。しかし、遠目では、一見すると同じ活字の羅列であって、その本が課題教科書であるかポルノ小説であるかは分かりません。近づいて何行か何ページ分かを読んでから、やっと内容を理解することになります。

「マンガ」の場合は、それを「勉強の敵」と判断されているお母さんでも、もう、パッと見の入口からアダルトマンガであるかどうか？を見抜いてしまいます。

ご自身マンガファンで、沢山の読書経験をお持ちのお母さんであった場合は、瞬時に、どの作家のどの作品で、物語の中盤であるか終盤であるかまで、時には何ページあたりなのかといった情報までも読み取ることができます。前者後者で極端な情報量の差がありますが、おそらく前者であっても、本全体を数秒でパラパラと繰り、どの程度の「ポルノ度」であるかを即座に判断することが可能なのです。

文章なら、それがかなりきわどい描写であっても、いわゆる「純文学作品」であるか？「ポルノ小説」であるか？かなり読み進んでからでなくては分かりません。一九七二年に野坂昭如氏が編集長を務める雑誌に掲載された『四畳半襖の下張り』という小説が、その文学性を焦点にして裁判で争われたことがあります。第一審で野坂氏側が敗れ、その後、控訴審、上告審と争われたものの、いずれも訴えは棄却されました。裁判所の見解と弁護人の見解の一部を引用してみます。

■第一審判決での裁判所の見解（一部を引用）

（前略）まず、刑法一七五条の規定する「わいせつの文書」の意義について検討する。

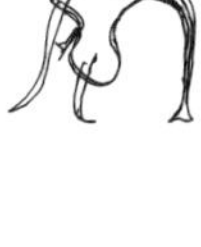

同条に規定される「わいせつ」というのは、いわゆる記述的構成要件要素ではなく、規範的構成要件要素と称せられるものである。それがどのような意味内容をもつているかは、規定自体からは必ずしも画一的に明瞭にはなつていない。そのために、まずこの言葉の意味内容を確定しなければならない。ところで、わいせつ文書販売罪は、前述したように、性行為非公然性の原則を文書の上でも維持しようとするものであるから、わいせつ文書というためには、現実に性器または性的行為を見るのと同じほどに性欲を刺戟《しげき》または興奮させるような露骨かつ詳細な性器または性的行為の描写のあることが必要である。そして、そのような文書は、同時に、人々の性的羞恥心を害し、性的道義観念に反するものであることは、今まで述べてきたところより明らかであるから、同条に規定する「わいせつ」とは、要するに、「いたずらに（過度に）性欲を興奮または刺戟せしめ、かつ、普通人の性的羞恥心を害し、善良な性的道義観念に反すること」を意味することになる。これは、これまでの判例の見解と一致するものである。この見解は、従来の大審院および最高裁判所の判例を経て、「チヤタレー」事件および「悪徳の栄え」事件に関する最高裁判所大法廷判決により一層明確にされ、確認されて、今ではわが国裁判所の確定した判例理論となつているといつてよい。（後略）

■控訴審判決での裁判所の見解（一部を引用）

（前略）飜《ひるがえ》つて、本件「四畳半襖の下張」をみてみると、右文書は雑誌「面白半分」昭和四七年七月号の二八頁から三六頁までにわたり掲載された短編小説であり、その三〇頁五行目の「女は」の部分から三五頁一五行目までに、種々体位を変えながら性交を続けていく有様や性交に関連した性戯の情景が、その姿態、性器の模様、行為者の会話、音声、感情、感覚の表現等をまじえながら露骨、詳細かつ具体的に描写叙述されており、その描写叙述が情緒的感覚的表現方法をとつている点で、前記の外的事実の存在という条件を充たしているものである。そして、右の叙述部分は量的には全文のほぼ三分の二に当るが、その余の部分を含む全篇の構成をみると、同二八頁本文冒頭から二九頁二〇行目にわたつては、怪文書の由来並びに主人公生来の好色の述懐の叙述部分があり、次いで右に述べた閨房の描写叙述を含む部分があつて、更に、三五頁一六行目から末尾までは主人公の浮気癖を弁じ漁色遊蕩ぶりを物語るというものである。その全篇を通して男性観、女性観あるいは男女間の生理の差などについての或種の観念ないし感想の表明がなされていると客観的に読みとれないわけのものではないが、前記の閨房痴戯の叙述部分が量的にも質的にも作品の中枢をなしており、その全体の構成や展開の仕方を考え、戯作の手法、エロチック・リアリズムとしての文芸的価値を指摘する見解を考慮に入れても、その作品は客観的にみて、全体の支配的効果が好色的興味に主としてうつたえるものであつてかつ当代の社会通念上普通人の性欲を著しく刺戟興奮させ性的羞恥心を害するいやら

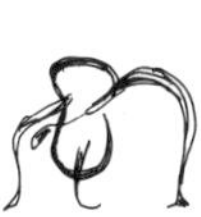

しいものであると評価されるから、これを刑法一七五条のわいせつ文書に当るとした原判断の結論は正当として肯認することができる。（後略）

■弁護人・中村巌の上告趣旨（一部引用）

（前略）ここで『四畳半襖の下張』に戻りますが、わたしに言はせればこの短篇小説に「思想的表明」を見ることができない二審の裁判官は、『春琴抄』に対する西田幾多郎によく似てゐます。と言つても、褒めたわけでは決してないので、小説の読者として幼稚で単純だといふことであります。かういふ幼稚で単純な読者が、法の名の下に、一つの文芸作品を裁く事態をわたしは悲しむ。

わたしに言はせれば、『四畳半襖の下張』といふ短編小説は、人間が生きてゆくに当つて性がどんなに基本的な、力強い、恐しい作用をするものであるかといふ思想を、小説独特の表現の仕方で表現したものである。ここにあるのは性的人間の人生観、世界観の表明にほかならない。われわれにつきつけられてゐるのは、女は男の玩弄物であり、そしてまた逆に男は女の玩弄物であるといふ残酷な認識である。われわれ読者は（もし読む能力が備はつていゐるならば）『四畳判襖の下張』といふ極めて短い短篇小説において、性こそは人間の根本であり、人間は男女を問はず肉体といふ条件によつて囚はれてゐる悲しい存在であるといふ観念を読みとることができる。もちろん人生をかういふ具合に要約するのは不快なことかもしれないし、断じて賛同できないと反対することも可能でせう。すくなくとも、人生にはもつと別の価値もあると主張することは、奇をてらつた態度ではないとわたしも思ひます。しかし、それにもかかはらず、「その文書の表明する思想や主題が性に関する道徳や風俗あるいは性秩序を攻撃するもので、それがあるいは反道徳的、非教育的と非難されるものであつたとしても、これをわいせつ性の判断に当り考慮に入れることは許されない。」これは二審判決からの引用でありますが、判決のこの部分はまことに妥当なもので、わたしはこの考へ方に双手をあげて賛成します。

（後略）

ここでは『四畳半襖の下張り』そのものを分析したり、判決の是非を論じたりするのが目的ではありません。文学作品といわゆる春本、純文学とポルノ小説、あるいは「わいせつ性」を論ずるのに、当事者・関係者がいかに多くのエネルギーを要するかを感じて頂きたいのです。ここに引用したのは法廷議論の一パーセントにも満たないのに、これを読んで議論に加わろうとしたら、自分の「理論武装」の度合いがいかに貧弱で、いかに丸腰に近い状況であるかを思い知らされるのです。

では、仮に清水の舞台から飛び降りる気持ちで決断し、この裁判記録の全てを通読、吟味して全容が理解できるかと問えば、答えはＮＯ。おそらくはさらなる迷宮に入り込むだけでしょう。その

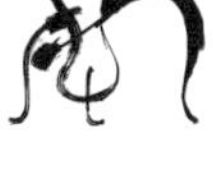

ために、「裁判所見解の一部」と「弁護人・中村厳の上告趣旨の一部」を切り取ってみたわけです。中村氏は裁判官をとらえ、「二審の裁判官は、小説の読者として幼稚で単純だといふことであります。かういふ幼稚で単純な読者が、法の名の下に、一つの文芸作品を裁く事態をわたしは悲しむ。」と断じているのです。これだけの言葉を重ねながら、議論の相手が「幼稚」であると結論付けてしまっているのです。裁判官になるほどの人は当然、大学法学部を優秀な成績で卒業し、難関である国家試験を通っているわけでしょう。その裁判官が、全力を投じて過去の判例を検討し、全精力を注いで「わいせつ性とは何か？」を思考したであろう「見解」に対する結論が、「幼稚」で片付けられてしまう議論とは何か？ 言葉や文章の難しさとともに、その限界を感じてしまうのは私だけでしょうか？

知的エリートとして社会的に認知されている方々であっても、文学を専門とする作家と、法律文を相手に日夜努力している裁判官や弁護人との間でも、「言葉」「文章」そのものに対するスタンスに質的相違があるのではないかとさえ、考えてしまいます。言葉はまことに扱い難い「媒体」であるというしかありません。

「わいせつ」「春本」「文学」を論ずるとき、あなたは野坂昭如側に立つか？ 裁判官側に立つか？ と問われれば、中・高生をもつ親御さんであればほとんど後者ではないでしょうか？ 子ども部屋のドアを開けたとき、目に飛び込んできたものがアダルトマンガであれば、十中八九「マンガなんか読んでいないで勉強しなさい‼」という、あの伝統的決まり文句を口走っているに違いありません。

言葉で考え、結論を導き出そうとすれば、少なくとも弁護人各氏の文章を読み、論争のポイントが何処にあって、自分の「現在位置」は何処であるかを確かめる必要があります。しかし、そうした方法をとる人は多くありません。山頂が見えていれば、何とか登ろうと努力するかもしれませんが「命がけで登っても、どうやら山頂の迷路に捕まって下山できそうもない」と直感すれば、あえて苦しい道を選択しないのです。

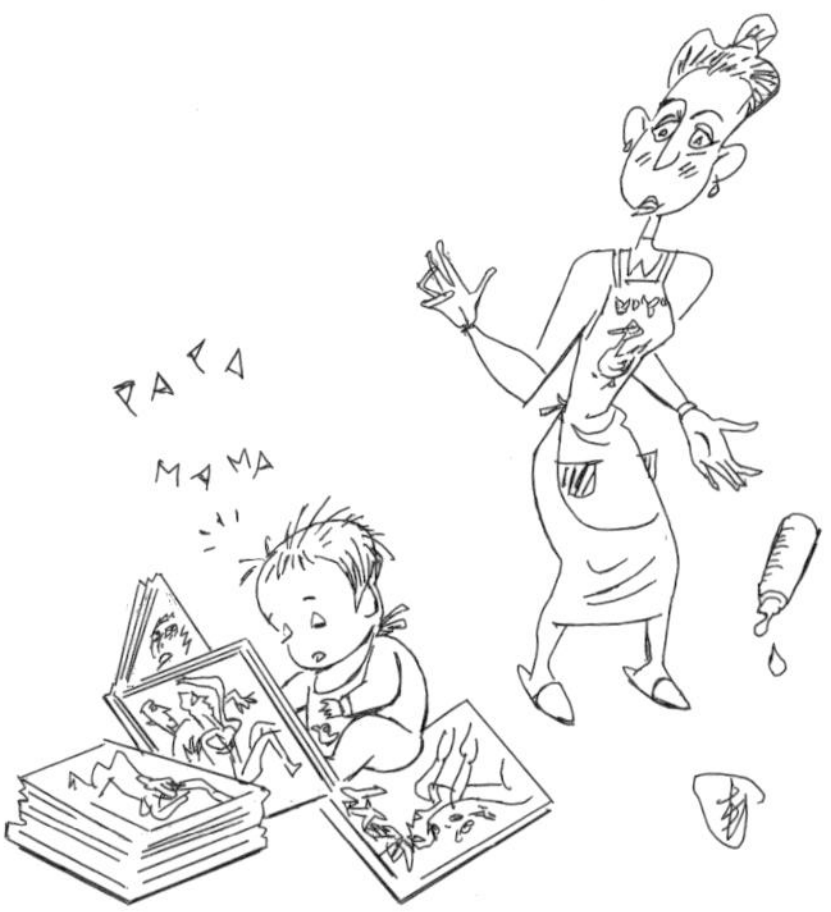

図26 英才教育？

　では、マンガではどうでしょうか？「マンガ・ジャパン」というプロ作家の任意団体があります。ここでアダルトマンガの法的規制に関して、作家である山本夜羽（ヤマモト・ヨハネ）氏が、マンガ家仲間に支援を呼び掛けました。二〇〇五年暮れの時期であったと記憶します。

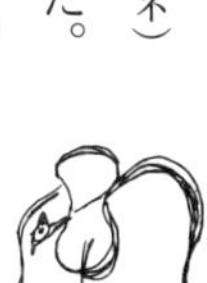

「各自治体が性描写の多いマンガ作品に条例の網を被せようとしている。表現の自由の観点から見過ごせない問題である。マンガ仲間は同じ問題を抱えているのだから、会としてもバックアップしてほしい」という趣旨でした。しかし、説明を聞きながら彼等の作品を読んでいた仲間の女性作家は、「気持ちは分かるけれど、『では、あなたは自分の子どもにこれを見せるか？』と聞かれたら、私は自分の子どもには見せないね！」と、あっさり判決を下してしまいました。

表現の自由か、わいせつ書頒布の罪か？と言葉で切ろうとすれば、「わいせつ」とは何か？表現の自由は無制限か？と、基本的部分に立ち返って延々議論を積み上げて行かねばなりません。しかし、この女性作家のように、渦中のマンガ作品を一瞥《べつ》して自分の状況と照らし合わせれば、（理論的ではありませんが）即座に明解な答えが出てきます。文章の場合は「あなたは『わいせつ』というが、どの部分がどの様にわいせつと思われるか？箇所を示して説明してください」と切り返された場合、また、言葉でしっかり答えねばなりません。マンガの場合、ビジュアルイメージはストレートにわいせつさを伝え、「エーッ!! 見れば分かるじゃあない。こんなの下品よ！私はイヤだわ。あなた、これ平気なの！」といったように、見たそのままをわいせつさとして理解されます。目の前にあるのが食品か、汚物かくらい分かるでしょう!? と問われたら、議論の余地はありません。マンガの表現はそれくらい、作品そのものが、逃げ道のないストレートなメッセージを伝えているのです。

3. マンガ表現の「本質」とは

私は現在京都精華大学マンガ学部教授であり、同校マンガ文化研究センター長、さらに日本漫画家協会理事という肩書きを持っていますが、基本的にはあくまでマンガ制作者であり、自身の「マンガ論」も、「論」と唱えていいのか分からないままの「見解」というのが正直なところです。

しかし、実作者の立場ではありますが、「マンガはなぜ、これほど面白いのか?」を追求し続けた者の、一定の「自信・確信（＝あるいは単なる思い込み!?）」だけは持っております。ここ数年で、たまたまインドネシア・バリ島、上海、北京、ロサンゼルスと各地を訪れるチャンスがあり、講義をしたり、取材したり、マンガ教育への協力・提携に参加したりしながら考えた（というより、確信を深めた）マンガ表現の本質について、いくつか記しておきます。

一般市民レベルの選択力がジャパン・クールを支えている

テレビで「開運！　なんでも鑑定団」（テレビ東京）の判定結果を見ていると、あんなにはっきり「真贋」「価値」「価格」を決めてしまっていいものかと心配してしまいます。絵描きの実感では、時々は体調や心境の変化で普段とまったく違う作品を描いてしまうことだってあると自分で知って

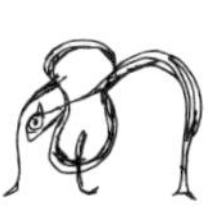

いますし、仲間の制作過程をすぐ近くで見ていても、様々な苦悩と試行錯誤の中から、一定の安定した作風を生んで行くことを承知しているからです。

試行錯誤の過程で生み出されたものなど、後からは作者自身、自分が描いた作品かどうか？記憶が怪しくなっているものさえありますから、長い時間が経過して、他国で発見された作品の「真贋」などは、事実上、判定困難であると思われます。しかし、テレビ番組的に、短時間で価格が決定していく様は、ある意味、爽快感さえ伴っています。つまりは現時点での市場価値から見た「真贋」なのでありましょう。「真・贋の事実はともかく、今、取引されている実情に照らせば、これは本物でこの値段。これは本人が描いたかどうか実際は分からないが、分からないから贋物という範囲の判定」なのだと、私は判断しています。

乱暴な比較ですが、野球のアウト・セーフ、ストライク・ボールの判定に例えることができるかも知れません。現代の科学の目で、様々な角度から機器判定をすれば、競馬の「鼻の先判定」のような正確さで真偽を確かめることもできるでしょう。しかし、数方向からのカメラがすべて、タッチをかいくぐった走者のヘッドスライディングの様子を映し出していても、やや、怪しげな審判の目による判断で「セーフ！」とするのは、それなりの理由があるからでしょう。

ストライク・ボールの判定も、振ったか、振らなかったか、の判定も、単純に一定空間をボールやバットが通過したか、どうか、のみならず、観客・サポーターの声援や、会場を支配する空気ま

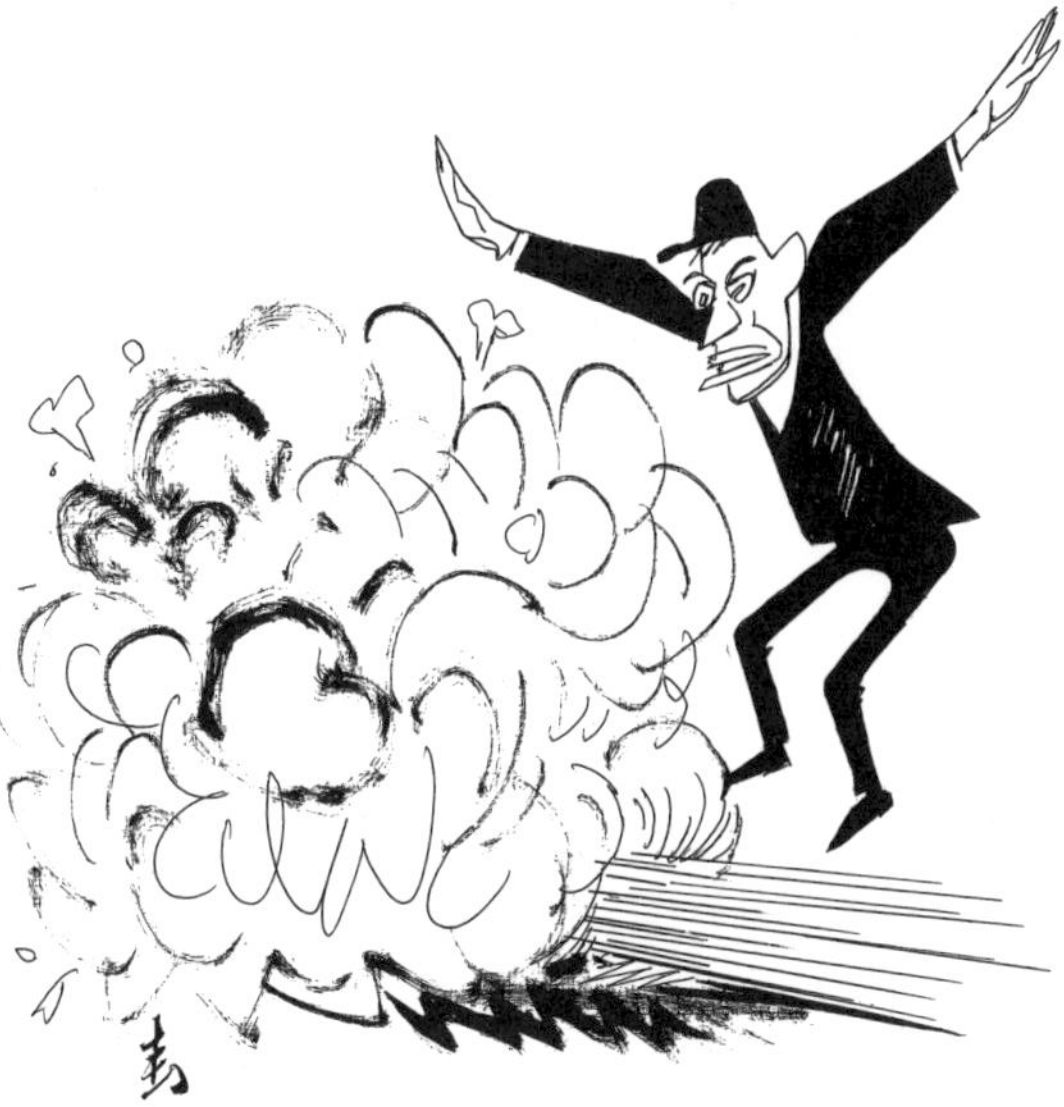

図 27 マンガやアニメの「アウト」「セーフ」の指標は、客観的ではない

「ホームタウンディシジョン」はボクシングの選手権試合などで、地元選手に有利な採点や判定が行われることを指しますが、一般的に、採点競技では素人にも分かるような偏った裁定が下されることがあります。熱狂的ファンを前にして、全く影響されない審判はいないと言った方が正確なのかも知れません。暴力沙汰になり、死者まで出すことのあるサッカー試合ではなおさらです。文学や絵画、音楽、映画などの評価は、これに比べて穏やかでありますが、大きなコンテストに於ける「賞」の決定は、作者の人生を決定してしまうほどの大きな力を持っています。

多くのマンガ賞決定の現場に立ち会った経験から、こうした選考がいかに難しいかを肌で感じています。「客観的で絶対的な作品評価がある」のではなく、「選考委員の個人的経験からこれが自分の心に響いた！と、強く感じた作品が上位の賞を獲得」していくのです。複数の選考委員の場合、その最大公約数ということにもなりますから、応募者の視点からみると、かなりの部分、運が左右しているようにも見えてしまうのです。（牧野）

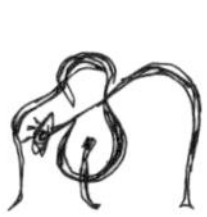

でが微妙に（あるいは明快に）反映していくのが面白く、納得行く結果をもたらしているのだと思われます。人間が作り、人間の心を満たすためのゲームですから、その目的に適った見方・判定が必要なのだと思われるのです。

勝利した選手の談話の後に、必ず「この勝利は熱く応援してくださった観客の皆様のおかげです！　これからも全力を尽くしますから、応援してくださいね!!」と付け加えるのは、科学的正確さだけで判定できない多くの要素を、鑑定士や審判が担っていることを示唆しているのです。面白く、楽しいゲームは、大勢の観客の熱気や興奮の中から生まれます。どんなに正確な判定装置が出来上がっても、観客のいない試合では意味が無いわけです。

裏返せば、観客がエキサイトし、結果、満足を得たかどうかが問題で、その興奮を生み出す判定こそが「正」であり「真」なのでしょう。

本人が描いたかどうか実際は判定困難な作品でも、オークションで大勢が手を上げ、数百億円の値段で落札する人がいれば、その作品は市場価格的には、その時点で「真」なのだということもできます。実際、高名な研究者や館長が介在して、国立美術館が購入した作品に、後から科学的分析がなされ、「贋物」と判定された作品も数多いと聞き及びます。しかし、落札された瞬間は、多くのオークション参加者の目で「魅力」が確認され、「真」と判定されていたに違いないのです。多くの「本物」を見続け、その経験から「真」と判定する優れた鑑定者がいて、その結果を多くの市民が納得して受け入れる。

審判は厳しい訓練を経て、多くの複雑なルールも咀嚼《そしゃく》しています。観客の誰より戦う選手のそばにいて、呼吸音やわずかな仕草さから、その自信やオーラまでを身に感じて反映させ、アウト・セーフを瞬時に判定する審判。それを五万の観客が受け入れ、電波で送られた映像でさらに多くの視聴者が受け入れる。もしも、多方向からのビデオ映像が超高速度で「今のプレイ」を繰り返し見せ、明らかな時間差をもって「誤審」を証明したとしても、審判員制度が無くなってしまうことはないでしょう。

これとまったく逆方向から判定されているのが、マンガ・アニメの世界です。審判員に相当する編集者やプロデューサーが、いないわけではありません。しかし最終判定者は明らかに「読者」であり「視聴者」であります。編集者やプロデューサーが、優れた案内人、相談員であったとしても、試合や勝敗を支配・決定するのは一般市民・大衆。それゆえに「サブカルチャー」と言われるのかもしれません。本物か贋物か？　セーフかアウトか？　といった審判による客観的な指標はなく、「魅力的か？」「好きか？」「嫌いか？」といった読者の主観的で感覚的な見解だけが支配する世界です。

「マンガなんか読んでいないでもっと、勉強しなさい!!」というセリフは、「マンガ・アニメは日本の誇る大衆文化」と声高に喧伝されるようになった現代でも、無くなったわけでありません。世

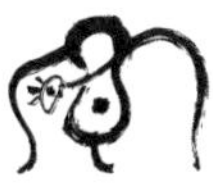

のリーダーたちによって、長い間繰り返されてきた、いわれのない「文化差別」は、悲しいほどに皆の頭に刷り込まれ、焼き付いているのです。そんな「迫害」を受けながら、マンガ・アニメの愛好家たちは、自分の心の正直な要求の方を大切にしてきたのだと言っていいでしょう。

しかし、だからこそマンガ文化は強い足腰を獲得したのです。いまさら口を極めて誉められようと、さらに貶《おと》しめられようと、一向にダメージを受けないほどの強さです。「いい大人がネクタイを締め、スーツを着て、満員電車の中でマンガに読みふけっている。悲しいことだ」と、判で押したような指摘・非難が繰り返されても、マンガ愛読者は敢然と電車の中で分厚いコミックを読み続け、書店やキオスクの店頭は毎週山積みのマンガ雑誌に占拠されてきたのでした。従来の文字文化信奉者が危機感を覚えて非難しても、意に介さない程にマンガは強力な魅力を持ち続け、エネルギーを溜めこんで来たと言っていいでしょう。

タブロイド版のスポーツ紙には、満員電車で開いたら「セクハラでしょう⁉」と思ってしまうような内容のストレートな性表現のマンガが、堂々と掲載されています。フーゾク系情報記事も、写真入りで堂々です。眉をひそめる人がいても概ね黙認している空気が表現の自由?をギリギリの線まで広げている。そうしたことが日本マンガ・アニメの底辺にはあることを指摘しなくてはなりません。

また、キャラクターが多彩であることも、日本のマンガの重要な要素です。では、なぜそれだけ多くのキャラクターが生まれたのか？　という疑問にマンガ家の視点から答えるならば、やはり「外来文化を受け入れる日本」という器の型と機能にポイントがありそうです。

日本列島は文化流入の吹きだまりになっており、あらゆる要素を受け入れて、共存させてしまうような風土があるのではないか。そして、共存させてひとつの文化を造ってしまう特性を持っているのではないか、と、数々の研究会やフォーラムを通して考えています。古今東西さまざまなものが重層的に積み重なって作られた、マンガ文化。それを「鍋物文化」と捉えることもできます。弧状列島である日本の国土を大鍋に見立てると、大陸からの多様な文化を、食材として皆放り込み、ゆっくり煮込んで独自の味を生み出している。そんな喩えを受け入れる論者が多かったのです。この本のサブタイトルに「科学とマンガの《鍋？》ゲーション」を採用したのも、「鍋物文化」をキーワードに、皆様をマンガ世界にご案内しようとの心意気です。

このような文化背景を持った古典的なキャラクター表現として、「七福神」が挙げられます。「日本列島」に、幸運を乗せてやって来る宝船の七福神は、一体一体がおおらかな福相に描かれていますが、多くの性格を混在させつつ、時には三頭身や、二・五頭身の「異形の相」に描かれます。神々のキャラクター化、といってもいい姿です。ダルマやコケシなど、「四肢」さえ省略してしまうデザイン感覚は、立体物を「線」の世界に集約してしまうマンガの感性と無関係ではないでしょう。

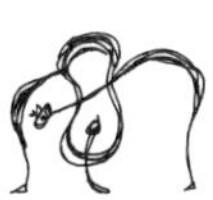

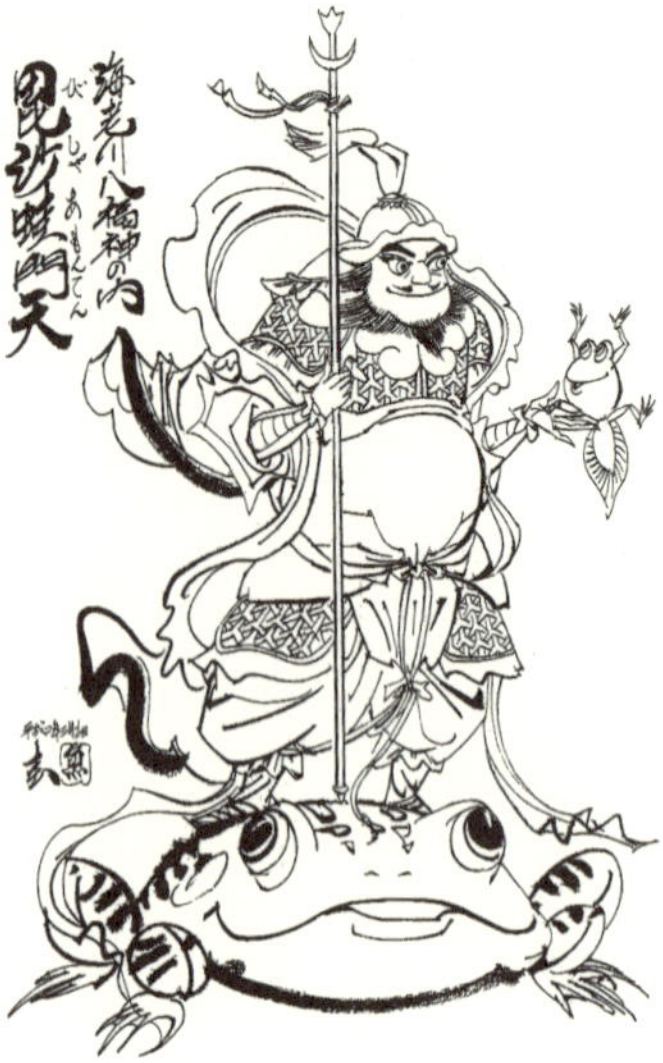

毘沙門天

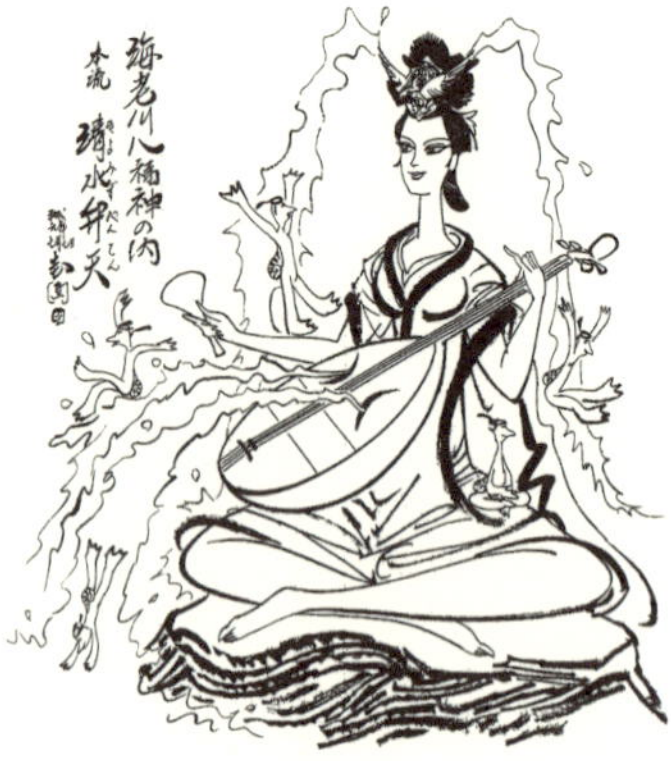

弁　天

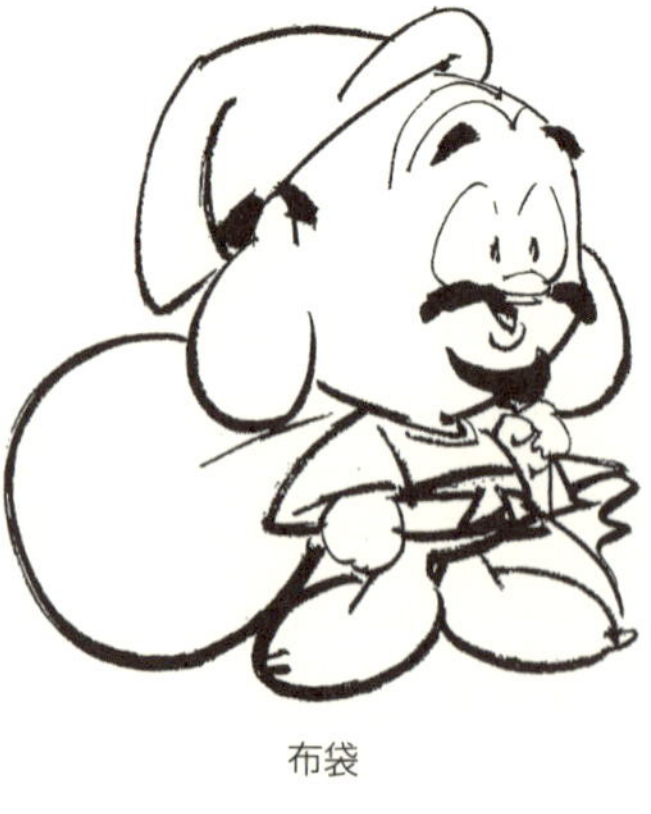

布袋

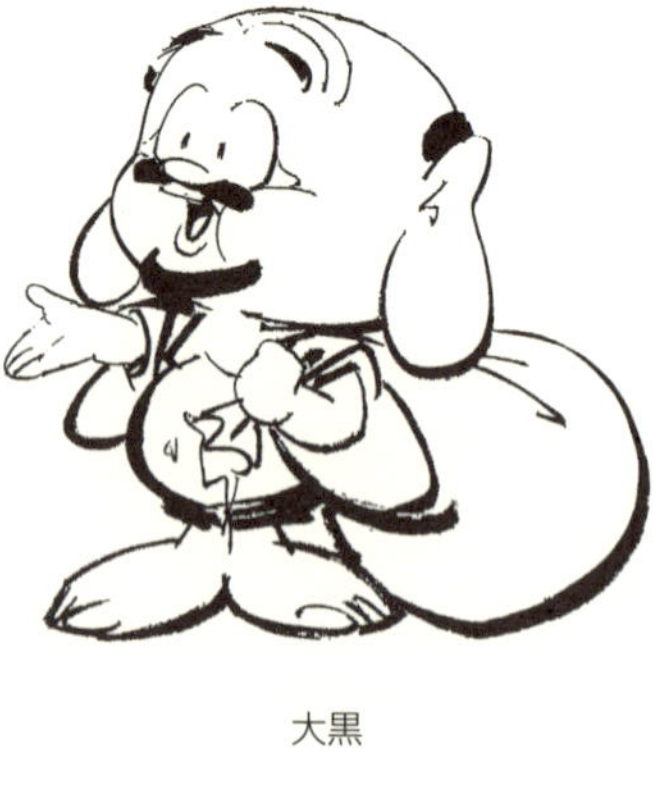

大黒

図 28 七福神

泥田に蓮根のネットワークがあってこそ、水面上に蓮の花。そして、私の考えでは、あらゆる文化を受け入れる、理解力と寛容の精神、そして、何よりも「自分の心情に正直に向かい合っている読者」の存在こそが、日本のマンガ・アニメをクール!! なものにしているのだと考えます。

マンガの力は「火」に似ている

長期にわたって燃え続け、消失面積が東京都の面積を遥かに凌ぐ山火事となった二〇〇三年のカリフォルニアの大火は、帰国時、その煙の洗礼を受ける形（成田便七時間遅れ）で我が身にも降りかかりました。一万人を超える消防士の必死の消火活動にも関わらず、火の手は竜巻きを伴って傍若無人の燃焼を続けたのです。人命の他、何千もの家屋や施設を失った方々からすれば、正に天災というしかない「惨事」でありました。数ヶ所から発した「火」の幾つかは、明らかに付け火というのですから、もし、国際テロ犯人がこの機に乗じて活動したらと考えると、戦慄を覚えるのは私だけではないでしょう。

しかし、この大火の構図を風刺マンガ家の方程式に当て嵌《は》めると、日本から世界に燃え広がった「日本マンガ・アニメ」の姿に似ているように思います。「テロや山火事と一緒にしないでくれ!!」という声が聞こえてきそうですが、地球自体の歴史から見れば人間社会の「迷惑」など関わりなしに、何千回、何万回と繰り返されてきた症状で、ちょっとした「吹き出物」に過ぎない小事かも知

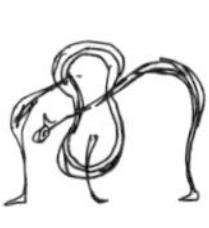

れません。

私たちが大いに関心をもつ「マンガ・アニメ状況」も、火炎に直面する消防士や住民の視点と、火災を俯瞰する衛星写真の視点の、両方を持たねばなりません。

印刷媒体で育まれたマンガ、テレビで培われた日本アニメの立場が、直ちに変ってしまうとは思いません。例え短期的に売り上げ部数の数字が減少に傾いても、姿を消すようなことはないのです。例えばカリフォルニア火災が治まっても、他に燃える材料がある限り、石油タンク火災でも過密都市の建築物火災でも、いつでも広がる可能性があるのが「火」であり、「マンガは文化表現における『火』のような存在」であると考えるのです。

なぜなら、マンガは、人間の欲望をストレートに描き出してしまったものであるからで、一般芸術表現のように、美的完成度や理論的整合性を追い求める表現形態ではないからです。むしろ、本音で伝達したいことがある場合には、なりふり構わずあらゆる手段をもぎ取って、自家薬籠中のものとしてしまう——そのエネルギーこそが日本マンガ・アニメなのだという見解が私にはあります。その勢いは若者の「新しい言語」と似たようなものであり、「燃えるものがあれば何でも取りついて燃やしてしまう『火』」の存在になぞらえることが出来ます。

印刷媒体における「マンガの火勢」が衰えても、「アニメにおける火の手」が限界を感じさせても、それはただちに「デジタルツールの火」として燃えあがり、「ケイタイの動画アニメ」や

「メールのアイコン」として、「飛び火」して行くのです。地球上からマンガやアニメの「火」が無くなることはありませんし、一旦消えたかに見えても、どこかで燃え上がって行く宿命を持っています。「火」は私たちの「本音」そのものですから、時の「最有力媒体」に乗って走ります。

例えば、ウォルト・ディズニーは「無声映画」「トーキー」「カラー映画」「ワイド画面」と、時の最先端科学技術の成果物を巧みに活用し、晩年のディズニーランド構想では「コンピューター」の登場に着目して、ただちに展示物に取り入れたそうです。

その影響をストレートに受けたと自他ともに認める手塚治虫氏は、『鉄腕アトム』によって、現代都市の景観や「ロボット社会」の実現を予言。その後継者達はすでにロボットと人間の「共生」のシミュレーションを行う段階に入っています。マンガの「火」が単なる「楽しい読み物」の領域を出て、先駆的都市設計や生活環境を描きだす「設計図」「脚本」の役割も担っているように、私は考えます。

マンガ表現からイメージされるもの

二〇〇三年一〇月三一日（金）のマンガ学科一回生の授業には、舞踏パフォーマンスとのコラボレーションを望むニューヨークのダンサーと、フランスの振付師が、関西日仏交流会館の日本人通訳と共に訪れ、積極的に課題を提示、交流活動を始めました。彼女等は、これを「ミックスマン

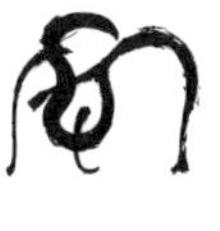

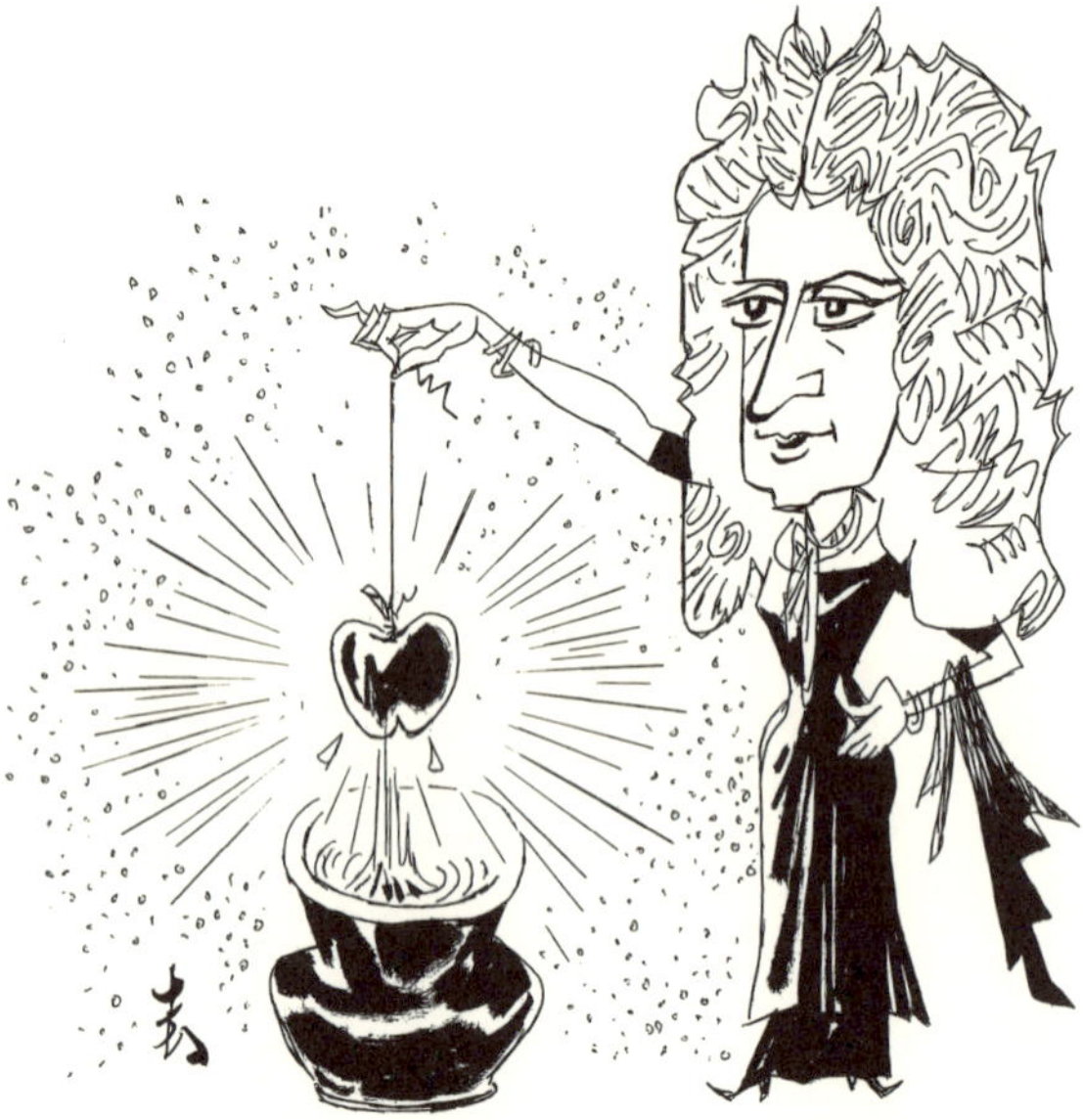

図 29 錬金術ー本音を出すことも隠すこともできる

ガ」と仮称、最終的には一つの作品として完成させるイメージをもっています。その起点になっているのがフランスにおける「公演」のビデオで、特別仕様のウオーターベッド上で緩やかな動きの舞踊が行なわれます。その与える印象はエロチックであり、日本のマンガをイメージしての演出も含まれていると解説されていました。

彼女は「日本のマンガから舞踏パフォーマンスをイメージして、そしてまたマンガのイメージに戻してみたい」と言います。舞踏は「ボディランゲージ」であるとも言えますが、彼女の言う「ミックスマンガ」は何を伝えることになるのでしょうか？ 注目すべきは彼女等が、「曖昧さとイメージの落差」を舞踏の目的にしており、全体の共通理解を目標にしていないと言い切っていることです。

牧野はロサンゼルスでフランスのサーカス劇団「ＶＡＲＥＫＡＩ」の公演を見たことがあったので、正に「ボディランゲージ」であったその演出・衣装・演技・音楽・照明の話をすると、二人のアーチストもその存在を意識しているようでした。この「ＶＡＲＥＫＡＩ」には「上海雑技団」出身のメンバーも入っており、上海で鑑賞した本来の中国型演出と比較することも出来ました。フランスのそれは完璧に計算され、衣装の細部、裏方との連携プレイまで洗練されたオペラのような仕上りでありましたが、「ボディランゲージ」として見た場合、「意志伝達」「意図伝達」の機能は、素朴な上海公演の方に軍配が上がったと感じています。あまりに華麗に装飾された舞台は、鑑賞者の目を奪い酔わせることが出来ても、かえって物語の印象を散漫にさせてしまう、というマイナス面も持っているように感じました。本来はたいへん危険な動作であることさえ、観客が忘れてしまうほどの演出であったのです。

マンガ表現にあっても、フランスのエンキ・ビラル氏（一九五一年、ユーゴスラビア生まれ。フレンチ・コミック（バンド・デシネ）の巨匠）の作品などは、一こま一こまが美術作品としても完成度が高く美しいのですが、あまりに華麗な画面構成だと、一こまだけに眼が奪われがちで、その伝えようとする物語の骨格がかえって見え難くなってしまうのです。どちらが優れているかの比較ではなく、

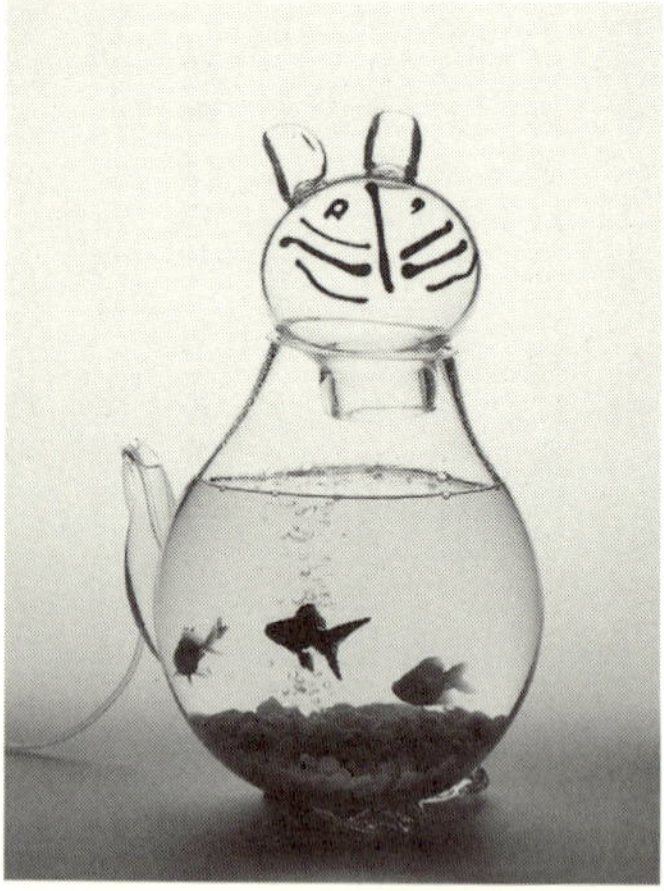

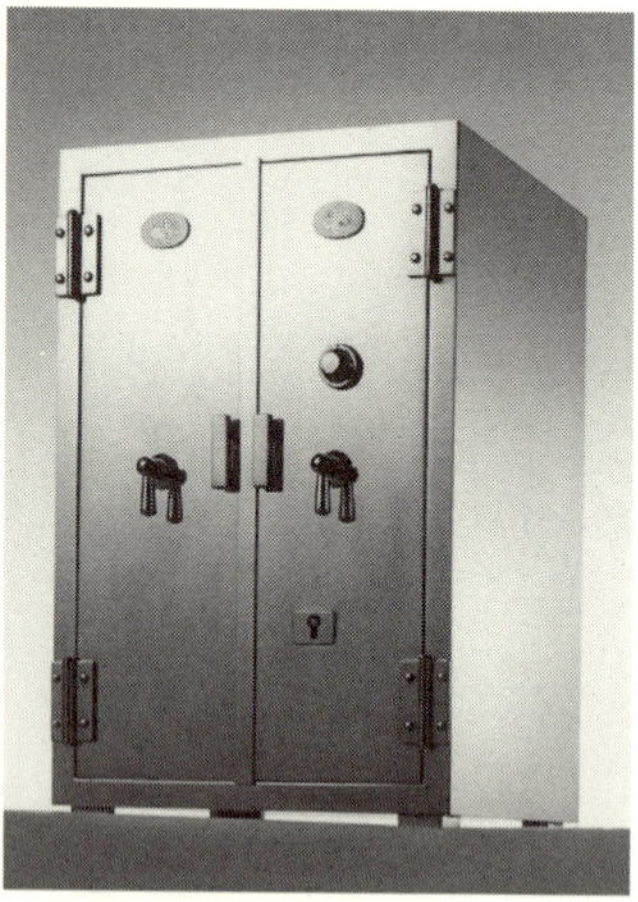

図 30 マンガから実現したものの一例
（左：猫の金魚鉢、右：純金の金庫）

マンガ文化に対する彼我の姿勢の違いだと感じます。

「牧野マンガ論」の立場は、「マンガは饒舌な漢字」というものですから、文字としての伝達力を第一義と致します。文字なので、その役割は「簡潔にして饒舌」でなくてはなりません。ザラ紙に印刷された日本のコミックと、エンキ・ビラル作品に象徴される彩色絵画との比較は、「サシミ・寿司」に対する「フルコースの宮廷料理」の構図にたとえると分かりやすいと考えます。素材そのものの味や食感を伝えようとすれば、サシミ・寿司に代表される日本料理の「簡潔な味の伝達」が最適であることは、誰の目にも明らかです。

「生の素材の伝達＝本音の伝達」と考えるなら、マンガの近未来はエンターテーメント一辺倒の表現形式から、大きく「社会的ニーズに応えるマンガ」の方向に傾くと予測します。繰り返しますように印刷媒体の従来型マンガ表現が主流・主役であることは当面、維持されるでしょう。しかし、流れとしてのマンガ表現は、ポップ・ミュージックのそれにも似て、プロの歌唱を「聞く」段階から、カラオケで自ら歌って陶酔境に入るプロセスにあると捉えることが出来ます。どんなに上手なプロの歌より、下手でも、懸命に取り組んでいる自分の歌に拍手がきた際の感激に比べたら、「陶酔」の度合い、質が違います。

プロ歌手の歌唱の魅力がカラオケという装置の登場によって、アマチュアの生活に定着し、日本のみならず世界中に浸透して行った経緯は、マンガのそれとよく似ています。マンガは「アニメ」「ゲーム」という装置によって爆発的に広がったのですが、カラオケのようにプロの「陶酔」が、アマチュアによって「擬似体験」出来る装置が何か、考えてみると、「コミック・マーケット」であるという見方もできるでしょう。これが大学や専門学校などさらに噛み砕いた教育システムによって、マンガを描く楽しみと「陶酔」部分が一般市民の手に入る。「マンガ作画のカラオケ化」と牧野が位置付ける所以です。「コスプレ」もその一形態と考えています。

マンガ・セラピー（毒薬の処方＝【良薬転換】への道）

無論、あくまでカラオケでの歌唱やコミック・マーケットでの作画は擬似体験であり、基礎から

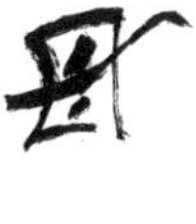

積み上げたプロのそれとは質が違うのですが、一部の喜びを共有するだけでも大きな意味があると考えます。こうした喜びの体験に注目して、臨床心理療法士の現場や、ホスピスでのセラピーの有力な手段として、マンガ作画を導入したいというのが六九歳マンガ家・牧野の心境です。現在、京都精華大学マンガ学部は従来に倍する学生を受け入れており、将来の卒業生の仕事として大きな可能性をもった方向だと感じているのです。

コミック・マーケットに集う若者達の熱心さも「自分の表現が共鳴を受ける際の喜び」をもってしなければ説明が出来ないでしょう。先達の優れた作品に感動し、ファンとしてマンガを鑑賞する時代と、自ら参加して作家の感動を共有する時代の違いです。芸術、スポーツ、あらゆる分野で同じことは起こっているのですが、マンガにあっては、「心中の本音を吐き出す機能」があるために、やや、色合いを異にするのです。誤解を恐れずに言うなら、マンガは「精神的便秘薬」の役割を担っている！と思うのです。そのために、単なるお絵描きの領域を越えた「マンガ・セラピー」とも言うべき世界が、「コミケ」の隣で待っており、それこそが次代のマンガ文化の流れを規定する大きな要因になると、私は考えているのです。

マンガといえば、現在ほとんどの人がコミックを思い出すでしょうが、牧野はカーツーン（一こまマンガ）の作家です。冒頭に掲げたように、「なぜ、マンガはこれほど面白いか？」のみを追い続けてきた私の目から見ると、最後の段階で「マンガ・セラピー」に辿り着くのが、マンガの自然な成り行きなのです。「コミック+ブラック・ユーモア・カーツーン（＝一ページコミック）」は、多くのマンガ作家によってシミュレーションされていますが、牧野は授業にも取り入れています。一ページの中でしっかり意志を伝えようとすれば、内容は勢い「過激」になり、刺激的になります。アイデアと「伝達因子」が濃縮されるのです。これをやさしい形で取り入れることで、「マンガ・セラピー」が成立すると予測しています。

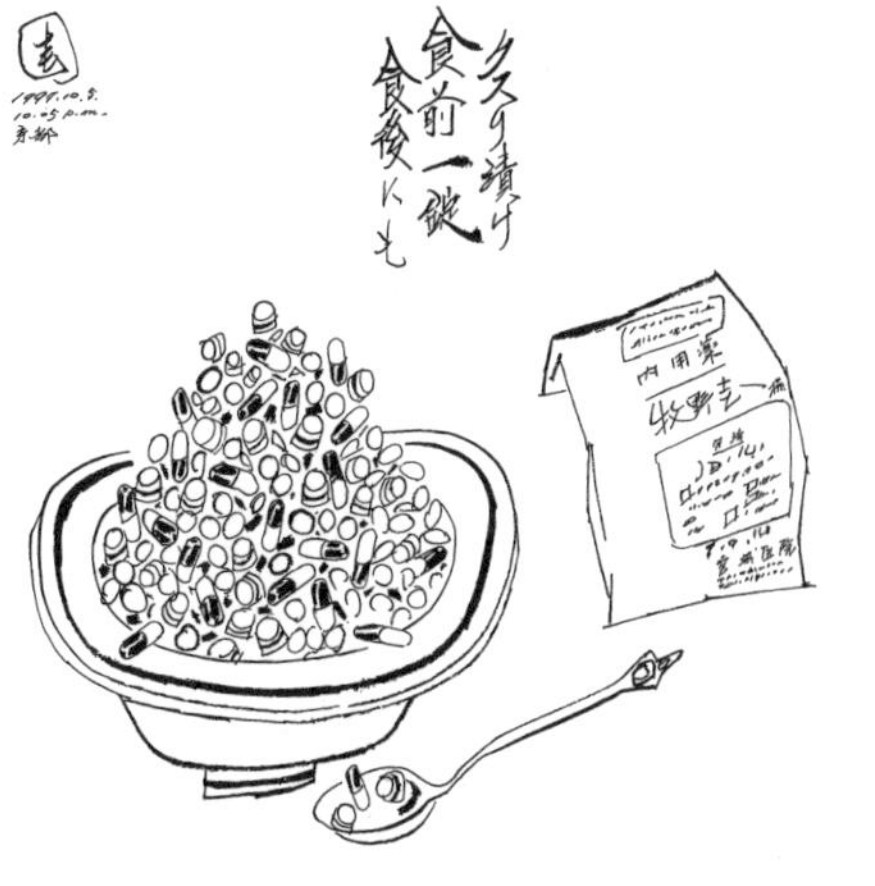
クスリ漬け
食前一錠
食後にも
内用薬
牧野圭一

図 31 良薬にも劇薬にもなる

中国では、日本人留学生の演じた「寸劇」が誤解され、大規模な抗議行動まで誘発した不幸な事件がありました。ユーモアが理解されず、逆効果を招く際のプロセスにも似ています。ある人にとって痛快な話題は、対立する感情、感性の人にとっては苦々しい不愉快なジョークと写る場合もしばしばです。

マンガ家はたしかに心理的薬剤師としてのセラピー効果を演出します。しかし、同時にマンガに含まれるブラック・ユーモアは「劇薬」であるという認識を、私たちは忘れてはなりません。マン

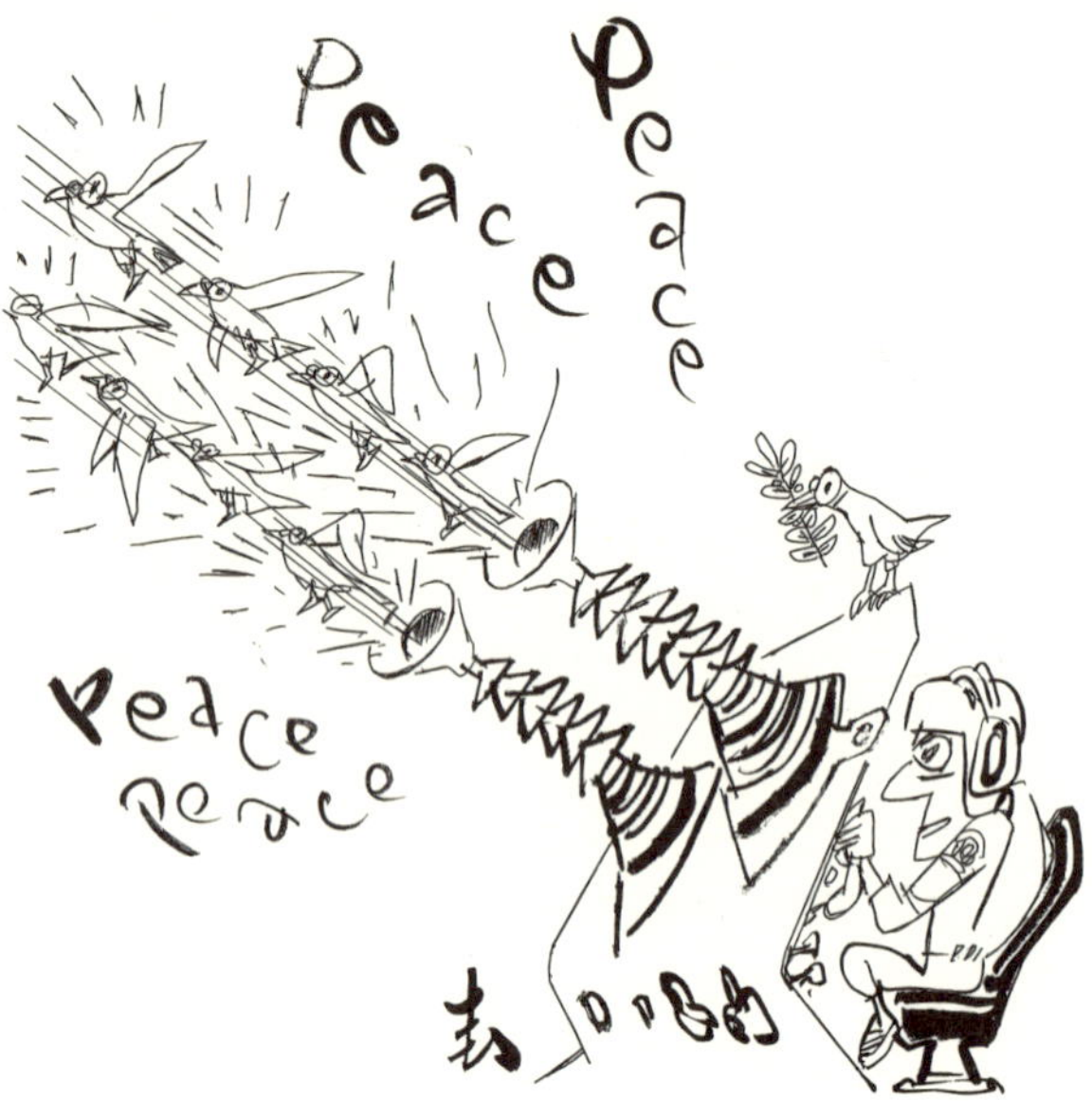

図 32 強い不安感を中和する試み

ガとは、自分の心に映した対象を、残酷なまでに正しく、深く「観察」し、ユーモアで包んで糖衣錠にしたもの。それだけに薬剤師の技能、知識、バランス感覚が不可欠なのです。特に牧野ゼミの学生諸君には「老人の繰言」と断りながら、繰り返しこの点を強調しています。

幸運な組み合わせが成功した場合には、最終医療の現場で、この「劇薬」を見事な「癒し」「麻酔」の目的で使用することができます。このポイントさえ外さなければ、マンガとそれを学んだ学生の将来は、無限の可能性を持っているとかたく信じています。

大学でマンガを講じて一三年。専門学校ではなく一般的芸術大学の中に導入されたマンガ表現の素晴らしさは、良薬にも劇薬にもなり得るマンガの価値判断の違いを明確にし、解き明かすことができたことにあります。「マンガ学部」が成立した経緯も、単純に希望学生が多いからではありません。いやむしろ、受験生の多くが、京都精華大学における授業の有様を検証し、教師集団が正面から取り組む姿勢からカリキュラムが設定され実行されているのだと、体のどこかで受け止めているからに違いないのです。

二〇〇六年（平成一八年）の時点で、「人文学部」「芸術学部」「デザイン学部」と「マンガ学部」。この四学部が並立した結果、それぞれの評価基準が際立って見えてきたのです。黄色の横に置いた青色が相互に引き立って見えるように（補色関係）、緑色の葉の中に点在する赤い実が輝いて見えるように、「芸術学部」が「マンガ学科」を受け入れ、さらに学部として独立して存立することを許したそのことが、「京都精華大学のマンガ」を際立たせています。

ある意味では信じがたいことが、ここ京都岩倉の山中であったからこそ実現した。関東の騒然とした都市空間では決して見えてこなかった日本のマンガ・アニメの本質が、やっと現場の視点から説明できるようになってきました。勝利に酔った選手たちが、多くの観客・サポーターたちに、心からの感謝の気持ちを伝えるように、私たちマンガ研究者・教師も、多くの熱心な学生たちにこそ、感謝しなくてはなりません。

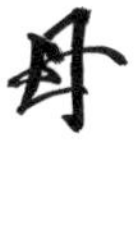

おわりに

牧野…　今回は科学とマンガのコラボレーションということで、それぞれ「見る」とはどのようなことかを考えてきました。一見すると、両者は遠く隔たりのある分野のように感じてしまいますが、いかがでしょうか。たとえば私たちマンガ家の多くは、数学系、理工系に対して、学問として、非常に高い位置づけを感じてしまうのです。ほとんど「刷り込み」と言っていいほど…。

上島…　逆に、理数系の人は（プライドが高いのであまり言わないですけど）、表現とか「相手に伝える」ということに対して、大きなコンプレックスを持っています。ですから、マンガとか絵を描くことに対して非常に苦手意識があります。実は文章を書くことに対しても、論文という形で書くことはできるのですが、心を伝える文章となると、ひるんでしまうのです。京都国際マンガミュージアム（ＭＭ）館長の養老先生は、もちろん表現することも研究することも兼ね備えた方ですけれども、ほとんどの理数系の方は基本的に人に気持ちを伝えることが下手だと思います。スペクトローメーター君とか…機械に「君」とか「さん」付けしてしまうように、モノとお話することは得意なのですが…。

双方、相手の持っているものを自分のコンプレックスに感じながら、構えているという感じなのですね。

牧野…… それをまたさらに裏返すと、日本人だけでないかもしれないけれど、モノにも何かしらの霊性を感じ、「単なる物体ではない」と思ってしまうところもあるわけですね。それがまた不思議なところで、期せずして、その数値化できない部分に科学者が興味を持ち始め、意味性を授けようとしているわけです。私たちマンガ家はただただ飛躍した、面白い話と思ってマンガを作っていたのに、科学者がどんどんマンガ家の夢を実現してしまっている。これは大変だ、という想いも、一方であるわけですね。

それまではマンガはマンガで《馬鹿》なことを考えていればよかったわけです。「マンガの中の話だもの、夢のまた夢だね」と片付けられる。そんな《免罪符》を持つことで安心していたわけですけれども、クローンはできてしまうし、自分の細胞を利用して内臓移植もできてしまう。最近ではあるタンパク質をふりかけると好きな時期に花を咲かせることができるのではないかという研究まである…花咲か爺さんの物語のままですね！

それまではマンガとか民話とか、おとぎ話の世界だったものが、どんどん科学者の手によって実現してしまう時代です。すると、「待ってくださいよ、それはもう少し整理しチェックしてから、実現の運びにしなくてはならないのでは?」と、そういう懸念が、今度は私たちマンガ家のほうから生まれてくるわけです。ちょうどこの本はそういうタイミングに作られた。対極からの考え方がひとつの場所で出会い、両者を付き合わせる機会が生まれた…そう思っています。

上島…　コラボレーションすることによって、「どういうふうに自然を眺めたらいいのか」を考える際のヒントに繋がるのです。実は、科学のなかには、「どうやって自然の本質を見抜くか」といった方法論がありません。「どういう風に考えるか」ということは、マンガや文学や芸術の側にあると思っています。科学でいうと、そういった「本質を見抜く力」は「センス」という一言で表されます。マンガの場合は、その「センス」というものが「技術」になっているのだと思いますが、逆に、科学者が扱う数式などの数理的技術は、マンガにとっての「センス＝近づけない領域」になっている。お互いのやっていることが、なにやら難しくて近づけない。今回のように会話をすることで、「その隔たりを近づけて、立ち位置を確かめ合いましょう」と、そう思うわけです。

われわれ理数系のほうから言えば、「センス」という言葉を持ち出すことで、「自分には感性が無くても仕方がない、科学者だから」とあきらめているわけです。あきらめるのではなくて、「両者が近づける道を見出したい」と、私は強く思い続けています。

牧野…　そんな思いから、この本は「視覚とマンガ表現—科学とマンガのナベ《鍋?》ゲーション」というタイトルになったわけですね。ふつう「見えている」というのは当たり前のことですから、「そんなことをわざわざ突き詰めて考えなくてもいいんじゃないか」と思ってしまいがちですね。表現者としてのマンガ家からすれば、「見てくれる人に、自分の表現を面白いと思ってもらえればそれだけでいい」と。創作物を画期的で面白いと思ってもらえれば充分で、その「なぜ?」という部分にはなかなか入って行かないわけです。

上島さんと詰めて話すと、「ああ、見えるって、こういうことなんですね」ということが自然に入ってくる。そうすると、普段から「なぜこんなにマンガに惹かれるのか」「なぜこんなに面白いのか」と思っていたこと、自分の仲間や、専門分野の人たちだけと話しているときには、なかなか見えてこなかったものが、全く異分野の方との語り合いのなかで見えてくる。そう気づかされるわけですね。

特に今回の本の中で一番大きかったのは、「赤と緑の差」のところですね。赤色と緑色との間には隔たりがあるけれども、実は同じ赤色同士の中にもそれと同等の隔たりがあると。赤と緑も、実はうんと近いものですよ、と。そのようなことは、感覚的にものを見ている人には分からないわけです。科学者の方は、それをデータとして持っているわけですから。ごく自然にそれを話されるわけですね。衝撃でした。

上島…そういう風に科学者は、数値で見ますので、赤と緑がそんなに離れていないと認識しています。しかし、自分が一人の人間として色を見るときは「全く違う色」と認識しているわけですね。要するに、認識が二重人格的になってしまっているわけです。科学の様々な場面でもそのような二重人格性が、あるのです。

たとえば、「安全です」「確実です」ということにしても、科学者が数値としてみたときと、自分が一人の人間として感じるときは、違う捉え方をします。そのような事実を認識することは、非常に重要なことだと思います。「理数系」＝「客観的」、少しきつい言い方では「非人格的」、という印象が強いですが、「客観的な人間」というのは、そもそも自己矛盾です。科学者が発言するときは、「一人の人間としての実感は、捨ててしまっている」と思った上で話を聞いてもらえれば、科学者と一般の方が多少付き合いやすくなるのではないか、と思います。

そのあたりのボヤッとしていたものが、牧野先生と対談をしたり、こういう本を一緒に書いていたりする中で、「ああ、なるほど、自分はこういうふうに自分を使い分けしちゃっているんだ」と気づかされました。科学者も、自分の感覚的なところを出して考えたり、喋ったりする訓練を行えば、もうちょっと面白い研究ができるのではないかなと。

牧野…たまたま今、京都国際マンガミュージアムの館長室で話をしているわけですが、館長さんがお忙しくてなかなかいらっしゃらないので、針金でできた館長さんが机にポンと乗っている。物理的に言えば、ぐにゃぐにゃと曲げた針金がそこにあるだけなのに、それを見て「あ、館長さんですね」と私たちが分かるのは、考えてみるとたいへん面白いことです。

私たちの脳がそれをなぜ「館長さん」と捉えるのか、線で描かれるマンガを認識できることと、非常に近いものですね。もともと立体で、生きていて、汗もかいて、呼吸もしている人が（本来は無い）線で描かれる。それが「人間を表している」と分かってしまうことは、考えてみれば不思議なことです。

また、それを「面白い」と感じてしまうのはなぜか。デザイン的な絵とマンガと何が違うのか、というようなことを日ごろ話し合うのですけれど、その「本質」とは、「本音」にも繋がる。「本当はこう思っているんだけど、恥ずかしいから言うのをやめようかな」と。こういうことを言うと笑われてしまうんじゃないか?人間、用心深くそういう態度にでてしまいますけれども、一旦思い切って口に出してしまうと、今まで遠いと思われた存在と結びついていく。だからこそ、今まで考えられないような経路で物事が解決できる。この本はマンガについて語っているのですが、それぞれが自分の分野での発見が期待できるのではないかと思います。

上島…　マンガ家は現実の世界を見て、現実を線画の形で落とし込み、科学者は同じものを見て「数学の式」に落とし込むとも言えますね。数学の式もある意味では、マンガと同じ線画ですから、「落とし込む」形が違うだけではないかなと思うのです。

牧野…　水平線というのも、実際には海の上に線は引いてないわけです。一本も線が無いのにマンガ家は水平線や輪郭線に落とし込んでいく。そうすると、これはロボット研究などで、たとえばロボットが物をしっかり掴むためのアームを作る際、「人間がそういう視覚を持っているんだ」ということが、製作のヒントになるんだそうですね。

上島…　そうです。ニュートンの運動方程式とか、アインシュタインの相対性理論の式にしても、そんな式は、自然には転がっていないわけですよ。ニュートンのリンゴも、実際風があったら落ち方は変わりますし、正式には「風のないところで実験してください」とか「揺れないように」「落とす前にかじらないで」とか、いろんな条件が付くわけです。自然そのものと式とは違うわけです。けど、よく見れば、あれは、誤差だし、これは、実験環境が悪かったので…そのあたりをさっぴくと、「あっ、きれいな式になりそう！」なんて感じで、きれいな式になってしまいます。その意味では、理数系は、理数系の感性フィルターを駆使して、式を作っているのです。

たとえばマンガでも「こんなに目が大きかったら、頭蓋骨に入らない」といったこともたくさんあるわけですが、そう「見えている」ことが、マンガの感性フィルターをかけた真実なわけですね。ただ、理数系のほうは、理数系感性フィルターを防御する能力が高く、一般の人には理解しがたい説明をもってして弾き飛ばしますので、マンガの場合のように「その式は、現実じゃないよね？　おとぎ話の世界のこと？」と指摘されないわけですが…いずれにせよ、感性のフィルターをかけた作り事なわけです。マンガも同じで、写真よりも情報を整理していてわかりやすいので、見る人にかえってリアル感を伝えられる。だから、使われている。実際のものよりも、式やマンガの表現のほうがリアルに見える。この様々な感性のフィルターを通してリアルを追求していく過程について、大学などで研究していったら、面白いのではないかと思います。

牧野…　早晩、そうなると思います。このあいだちょうどアメリカのダニエル・ピンクさんという評論家が、ここＭＭに来られたのですけれども、「なぜ？　日本人はこんなマンガに特化した美術館を作るのか、アメリカ人から見ると非常に奇異な感じがします」と仰っていました。日本でもマンガは単なる線画としか見られていませんから、このような美術館ができてしまう現象を奇異に感じる人もいる。だから科学者とマンガ家、双方の感性のフィルターがどう違い、どこが似ているのか？　といった話が成立するのですね。数式に関しても、それが作り事だと捉える人が大勢出てくれれば、変わるかもしれません。

　この本が、「感性のフィルター」について考える先導役というか、きっかけになってくれればいいなと思います。その「感性のフィルター」を、マンガ家だけでなく、一般の方々も

共有しているからこそ、たくさんの読者が作品に共鳴し、現在も、大きく育てて下さってい
るのだなと思います。

（二〇〇七年四月二十六日　於・京都国際マンガミュージアム）

牧野圭一（まきの・けいいち）

1937年、愛知県豊橋市生まれ。日本テレビジョン株式会社、読売新聞社などを経て、現在、京都精華大学マンガ学部長、マンガ研究センター長。第13回文藝春秋漫画賞、トルコシマビ漫画賞他、海外漫画賞など受賞。(社）日本漫画家協会理事。著書に、『マンガをもっと読みなさい』（養老孟司氏との共著、晃洋書房、2005年）など。

上島　豊（うえしま・ゆたか）

1969年、大阪府生まれ。大阪大学大学院工学博士。関西光科学研究所を経て、現在、（有）キャトルアイ・サイエンス代表取締役。第7回サイエンス展示・実験ショーアイデアコンテスト文部科学大臣賞受賞、第1回理研ベンチマークコンテスト無差別部門最優秀賞受賞。上智大学非常勤講師、西大和学園SSH指導委員、NPO法人CAE懇話会幹事。著書に『ペタフロップス・コンピューティング』（培風館、2007年）など。

視覚とマンガ表現
―科学とマンガのナベ《鍋?》ゲーション

平成十九年六月一日　初版発行

著　者　牧野圭一
　　　　上島　豊
発行者　片岡英三
印刷製本　亜細亜印刷株式会社

606―8204 京都市左京区田中下柳町八番地
発行所　株式会社　臨川書店
電話(〇七五)七二一―七一一一
郵便振替　〇一〇七〇―二―八〇〇

落丁本・乱丁本はお取替えいたします
定価はカバーに表示してあります

ISBN978-4-653-04012-5 C0070